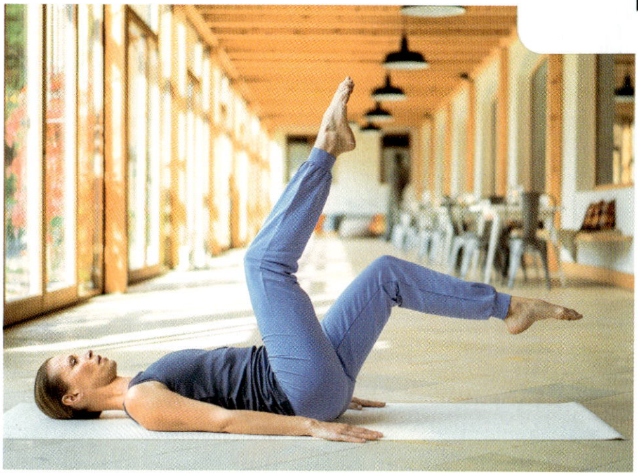

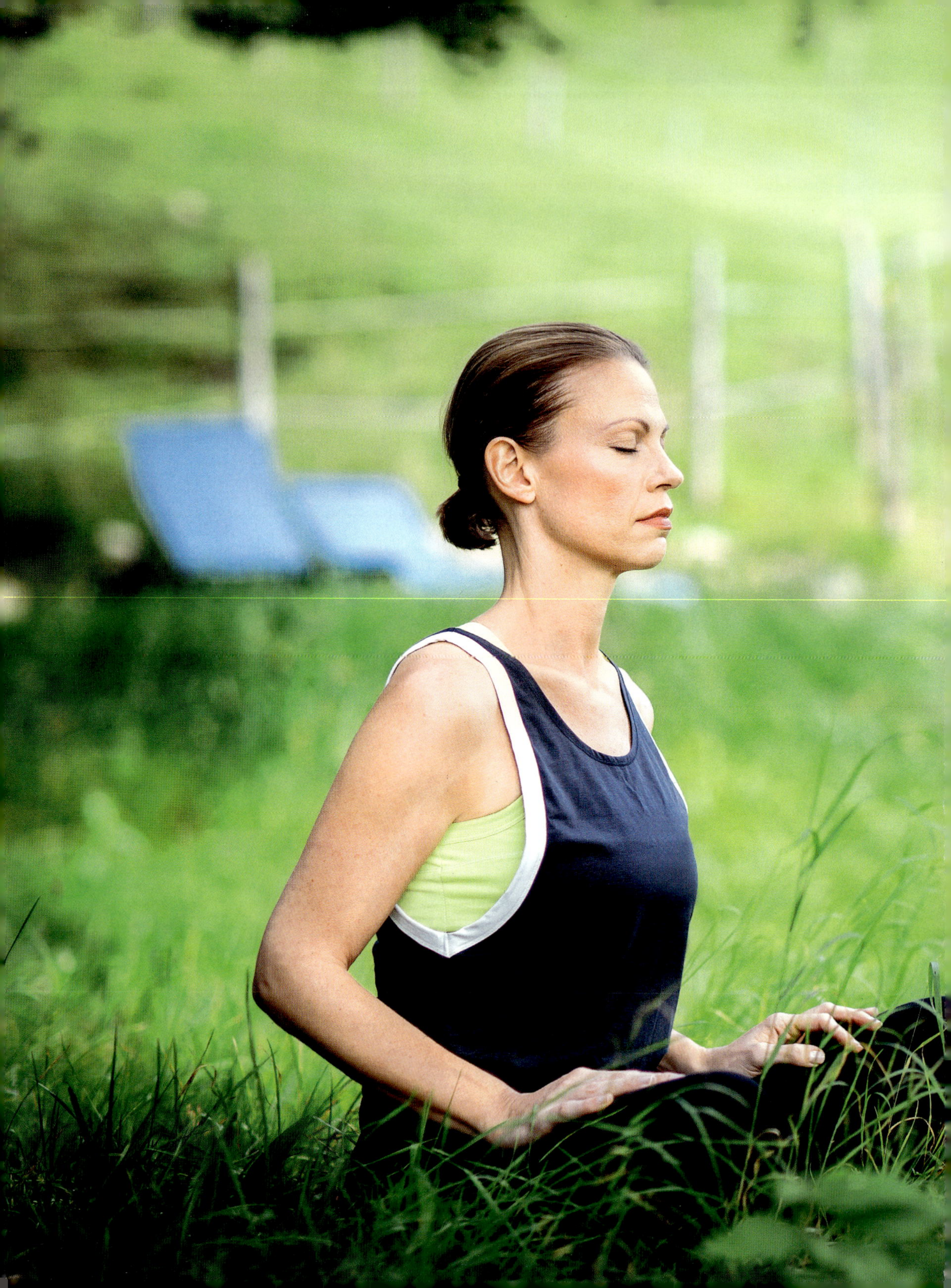

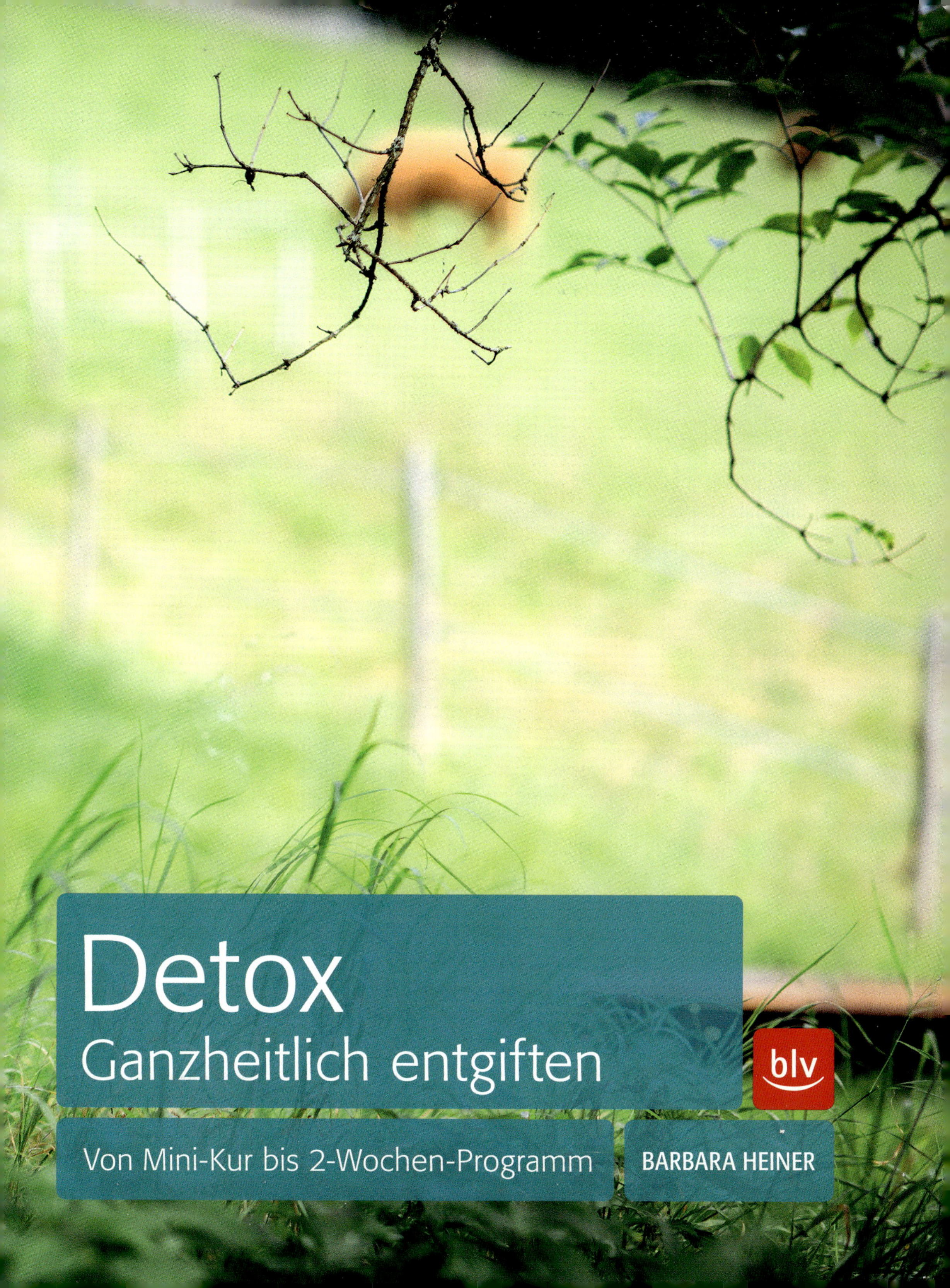

Detox

Ganzheitlich entgiften

Von Mini-Kur bis 2-Wochen-Programm

BARBARA HEINER

blv

Was Sie in diesem Buch finden

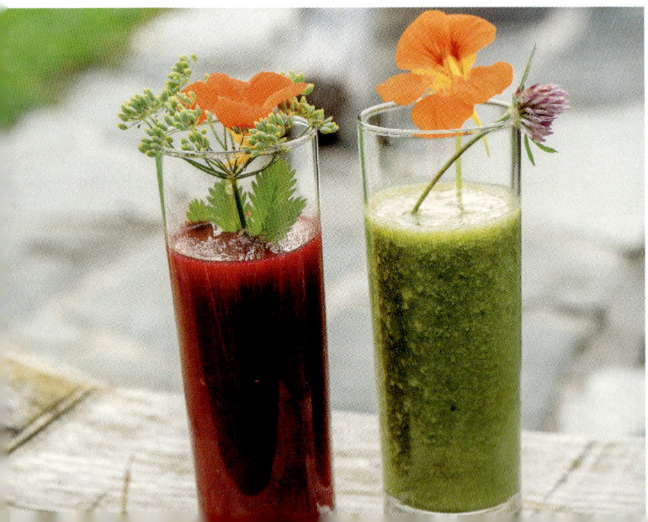

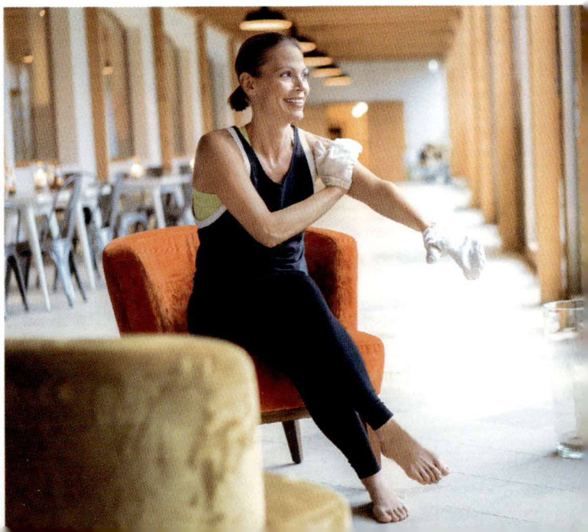

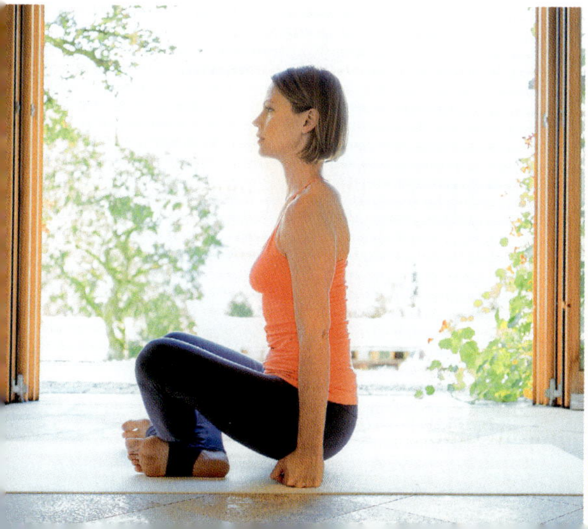

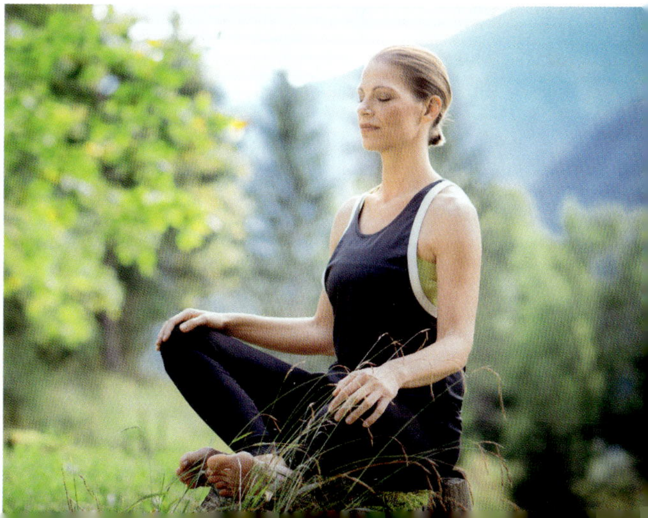

Vorwort

Warum schreibe ich dieses Buch?
Mein ganzes Leben schon begleitet mich ein großes Interesse am Menschen und dessen Gesundheit auf allen Ebenen, also physisch, psychisch, emotional und kognitiv. In all diesen Bereichen beobachte ich Probleme bzw. Disharmonien unterschiedlichster Art und Ausprägung. Ich habe daher begonnen, mich mit viel Offenheit und Interesse auf die Suche zu machen und verschiedene Ernährungsformen, Bewegungsrichtungen und Entspannungstechniken auszuprobieren, die Körper, Geist und Seele entlasten und ins Gleichgewicht bringen können.

Meine langjährige Arbeit als Pädagogin mit psychisch beeinträchtigten Menschen hat zudem zu einem tiefen Verständnis für seelische »Verschmutzungen« geführt und zu der Frage, was wir brauchen, um heil werden zu können. Im Sinne der Lebensgestaltung hat mich besonders die Lehre des Ayurveda inspiriert, auf körperlicher Ebene die ganzheitliche Methode von Joseph Pilates und die Entspannungstherapie, die mir einen tieferen Einblick in die ganzheitlichen Themen der Menschen ermöglichen. Seit über zehn Jahren arbeite ich nun als Bewegungspädagogin, sowohl in Gruppen als auch im Einzelcoaching.

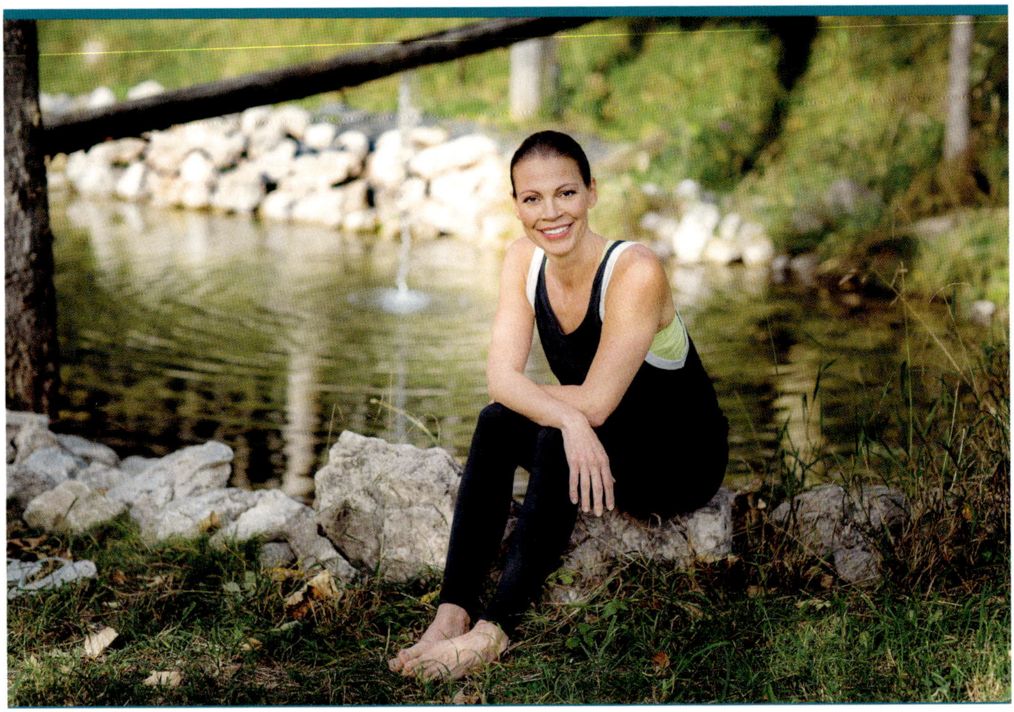

Aus dieser Kombination, dem Auseinandersetzen mit Menschen sowohl auf körperlicher als auch auf psychischer Ebene, haben sich folgende relevante Detox-Themen ergeben:

- die Ernährung,
- die Heilkraft der Bewegung,
- die Rolle unserer Gedanken.

Dieser ganzheitliche Ansatz wird Sie durch das gesamte Buch hindurch begleiten.

Probieren Sie die Detox-Übungen aus, kosten Sie Lebensmittel und Rezepte und hinterfragen Sie Ihr Lebensumfeld, Ihre Lebenssituation und Ihr Verhalten immer wieder aufmerksam. Beobachten Sie sich selbst, wie Sie sich während des Essens fühlen und wie danach, wie in der Bewegung, wie nach der Bewegung, wie in Ihrem Umfeld. Finden Sie heraus, was Sie wirklich stärkt, was Ihnen guttut. Wenn Sie Veränderungen erreichen möchten, lassen Sie sich dafür die Zeit, die es braucht, und bleiben Sie mit Leichtigkeit und Freude dabei. Die bewusste Wahrnehmung und der Kontakt mit sich selbst sind dabei der wichtigste Schlüssel.

Wir sind überernährt und gleichzeitig hungrig nach Nährstoffen. Meine Erfahrung hat gezeigt, dass, so unterschiedlich die Reaktionen körperlich und seelisch auch sein mögen, wir doch alle das gleiche Thema haben: Es geht in erster Linie nicht darum, ob wir zu viel oder zu wenig haben, sondern dass wir etwas haben, was wir nicht oder in dieser Menge nicht brauchen, und dass uns das fehlt, was eigentlich für uns wichtig ist.

Die Frage, die wir uns an dieser Stelle stellen dürfen, ist: Wie kann ich mich körperlich, geistig und seelisch giftfrei halten? Eine mögliche Antwort darauf lautet: Detox. Die gedanklich, emotional und körperlich aufgenommenen »Schadstoffe« werden ins Bewusstsein geholt und der Teufelskreis der Vergiftungskette wird unterbrochen. Veränderung ist möglich.

Ich wünsche mir, dass »Detox. Ganzheitlich entgiften« Ihnen deutliche Impulse zur Verbesserung Ihrer Lebensqualität geben kann. Zu diesen Impulsen gehören neben körperlicher Veränderung und Linderung von (akuten) Beschwerden auch Klarheit der Gedanken sowie die Chance, sich selbst durch einen beobachtenden Kontakt ein Stück näher zu kommen und sich besser kennen und lieben zu lernen – eine ganz wesentliche Säule für Ihre innere und äußere Gesundheit. Echtes Wohlbefinden bedeutet ein Gleichgewicht von Körper, Geist und Seele.

Jeder Tag gibt Ihnen eine neue Chance, sich mit sich selbst wohlzufühlen!

Ihre

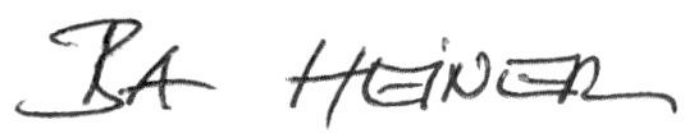

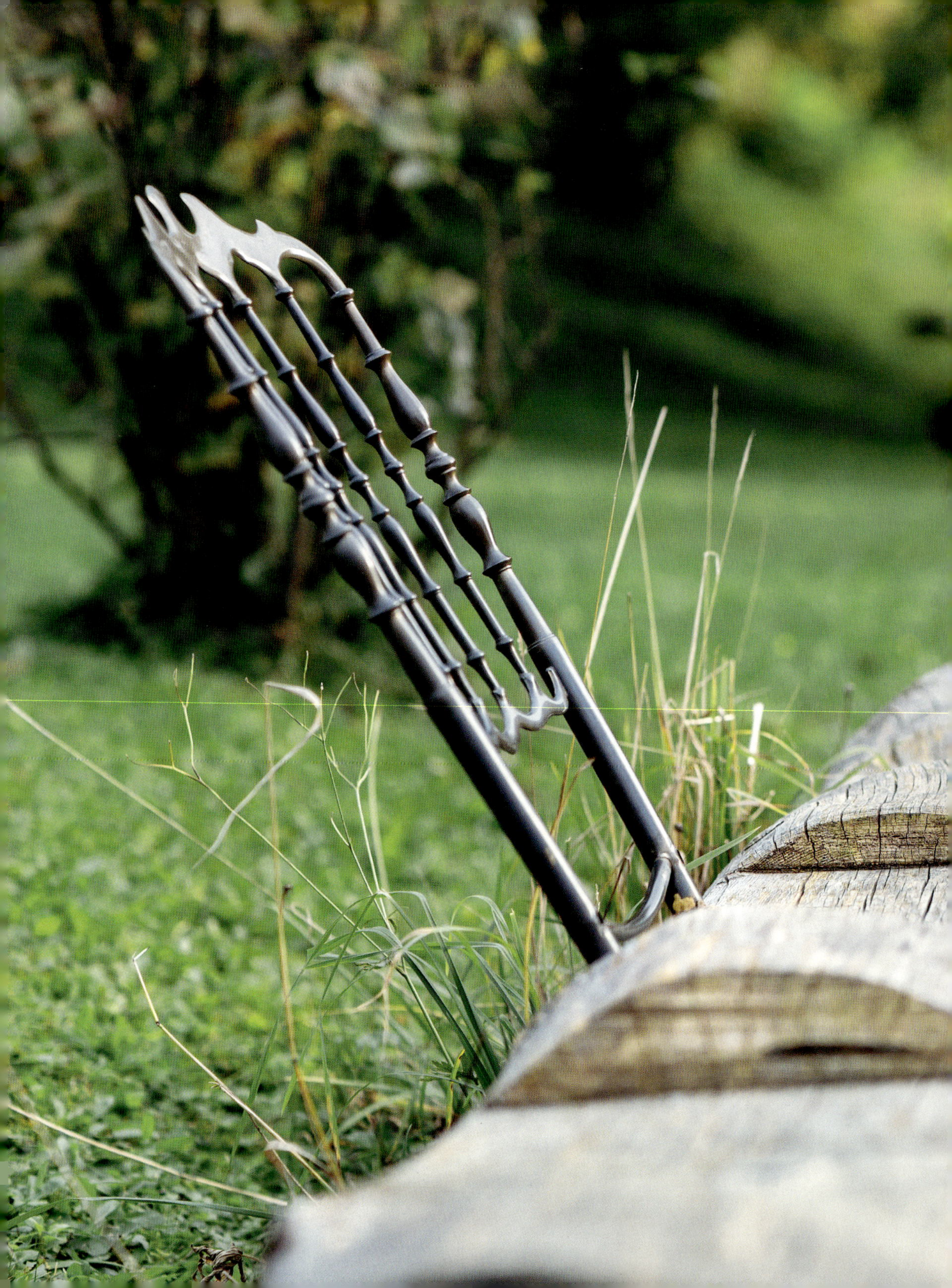

Grundlagen

Detox befreit Ihren Körper und Geist von der Schwere des Alltags, unterstützt Ihre Organe bei der natürlichen Entgiftung und tut Ihrer Seele Gutes. Um gesund und voller Lebensfreude zu sein und zu bleiben, ist es wichtig, sich gut auszubalancieren und bei sich ankündigendem Ungleichgewicht rechtzeitig gegenzusteuern. Genießen Sie regelmäßig Entgiftungskuren! Auf den folgenden Seiten finden Sie ein komplettes Detox-Programm sowie alles, was Sie darüber wissen sollten.

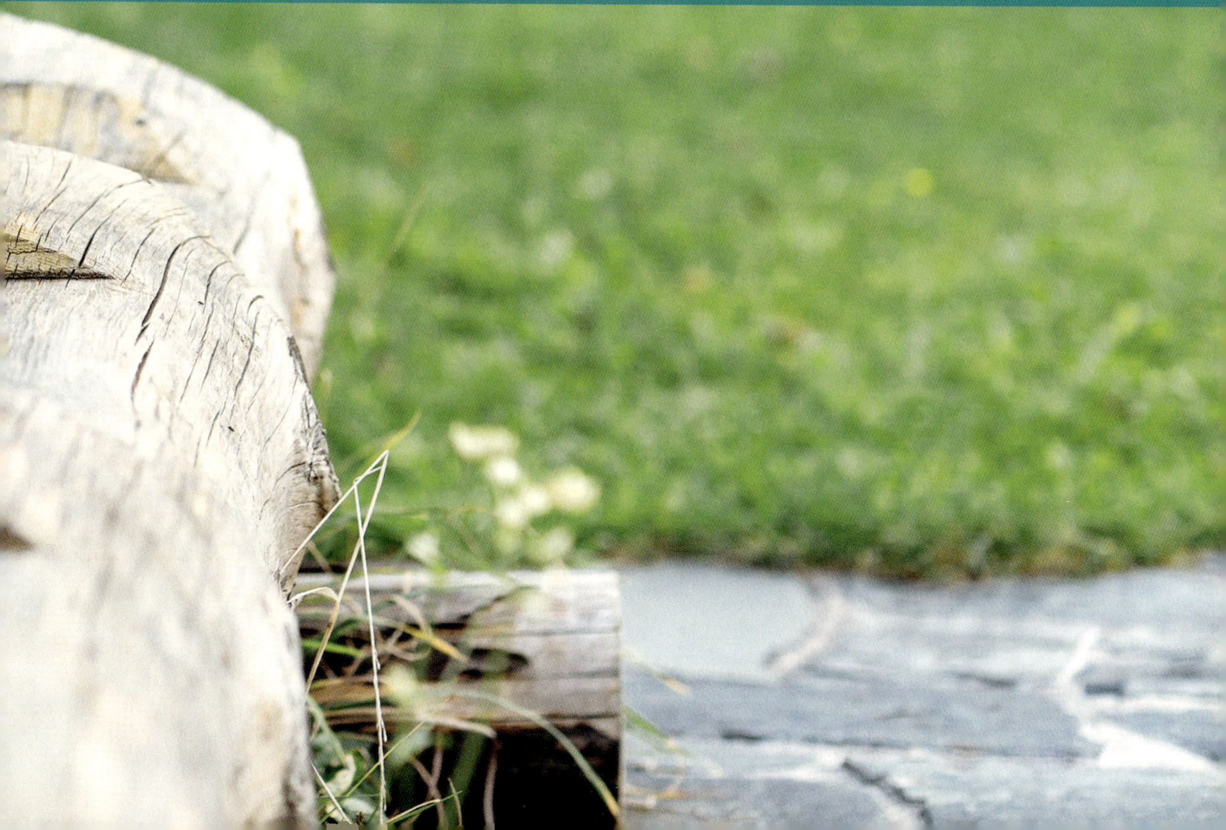

Theoretische Einführung

»Detox« kommt aus dem Englischen und bedeutet so viel wie »entgiften« bzw. »entfernen von giftigen Substanzen« und steht für eine sanfte Entgiftung und Reinigung des Körpers.

Detox – was ist das?

Diese Reinigung erfolgt, indem der Körper unterstützt wird, seine Selbstheilungskräfte zu aktivieren, Schadstoffe und Gifte auszuscheiden und sich so selbst zu reinigen. Zudem geht es beim »Detoxen« darum, die Neuaufnahme von Giftstoffen und generell Belastungen aller Art so gering wie möglich zu halten, um Körperprozesse und Immunsystem so wenig wie möglich zu belasten.
Darüber hinaus bedeutet »Detox« aber auch, umfänglich zu reduzieren – nicht nur hinsichtlich der Auswahl und des Verbrauchs von Lebensmitteln, sondern auch im Umgang mit anderen Konsumgütern, z. B. dem Internet. Alles, was uns in unserem Alltag überflutet und stresst, darf für eine Zeit lang zurückgefahren werden. Gerade wenn der Alltag sehr voll ist, kann das Reduzieren sowohl mental als auch auf das gesamte Körpersystem bezogen eine enorm heilende und regenerierende Wirkung haben.

Toxische Überbelastung

Von Geburt an sind wir allen möglichen Arten von Umweltgiften, z. B. chemischen Substanzen in Reinigungsmitteln, Zusatzstoffen in Nahrung, Kleidung und Kosmetikprodukten, ausgesetzt. Diese Substanzen dringen als Zellgifte in unseren Körper ein und setzen sich dort fest. Hinzu kommt ein Zuwenig an bewusster Bewegung, ein Zuwenig an pflanzlichen sowie ein Zuviel an tierischen Lebensmitteln und – sozusagen als Dach über dem Ganzen – ein deutliches Zuviel an destruktiven Gedanken. Grundsätzlich ist das Wunder Körper stets in der Lage, sich selbst zu reinigen, aber wenn die Disbalance zu groß wird, kann es auch dem Körper zu viel werden. Werden mehr Stoffwechselprodukte und Rückstände (Schlacken) angehäuft, als der Körper in der Lage ist abzutransportieren, lagern sich diese im Körper, im Bindegewebe, in den Gelenken, in der Muskulatur und in den Blutgefäßen ab und es kommt zu einer Überbelastung der Organe. Wir fühlen uns schlapp, antriebslos, reagieren überreizt – und werden häufig genug sogar krank.

Ist es an der Zeit, sauber zu machen?

Es gibt unterschiedliche Anzeichen, die darauf hinweisen können, dass sich in unserem Organismus zu viele Giftstoffe abgelagert haben und die Selbstheilungskräfte des Körpers nicht mehr richtig arbeiten können. Solche Anzeichen können sein:

- Hautirritationen
- Magen- und Darmbeschwerden
- Gewichtszunahme
- Konzentrationsschwierigkeiten
- Schlafstörungen
- häufige Kopfschmerzen
- allgemeine Müdigkeit
- Antriebslosigkeit

- psychische Unausgeglichenheit (schlechte Laune, traurige, gedrückte oder unruhige, getriebene, aggressive Stimmung).

Beobachten Sie sich, Ihre Beschwerden und Ihr Verhalten genau und hören Sie dabei vor allem auch auf Ihr Bauchgefühl: Ihr Körper weiß genau, wann für Sie die richtige Zeit für eine Entgiftungskur ist.

Wie nützt mir Detox?

Eine Detox-Kur aktiviert die körperimmanenten Reinigungs- und Entgiftungsmechanismen, sodass abgelagerte Substanzen ausgeleitet und die Selbstheilungskräfte des Körpers gestärkt werden können. Sie sorgt für ein gesundes Hunger- und Durstempfinden, eine bessere Durchblutung und somit auch für ein schöneres Hautbild: Die Haut wird weicher, reiner, straffer und strahlender. Der Körper kommt nachts besser zur Ruhe, wenn er nicht gezwungen wird, auch die Nachtstunden noch intensiv für den Schadstoffabbau nutzen zu müssen. Unterstützen können Sie einen gesunden Schlaf durch regelmäßige Bewegung am Tag, allerdings sollte diese generell und vor allem am Abend nicht zu anstrengend ausfallen.

Detox ist keine Diät, hat also nicht das Ziel abzunehmen. Dennoch kann Detox bei der Gewichtsreduktion helfen, wenn regelmäßig zu viele Kalorien durch ungesunde Lebensmittel aufgenommen werden. Ist das bei Ihnen der Fall, werden Sie merken, dass Sie im Lauf Ihrer Detox-Kur durch das Prinzip der Reduktion und Konzentration auf das Loslassen in vielen Lebensbereichen automatisch auch an Gewicht verlieren werden.

Regelmäßiges »Detoxen« fördert das allgemeine Wohlbefinden. Mental- und Entspannungstechniken helfen, den Geist und die Seele zu beruhigen und zu entspannen. Viele gesundheitliche Beschwerden werden ganz verschwinden oder sich zumindest spürbar bessern. Ihre Entgiftungsorgane haben die Möglichkeit, sich im Rahmen der Kur zu revitalisieren, und können in der Zeit danach die Arbeit wieder mit neuem Schwung aufnehmen. Durch die Entlastung der Organe wird viel bislang fest gebundene Ener-

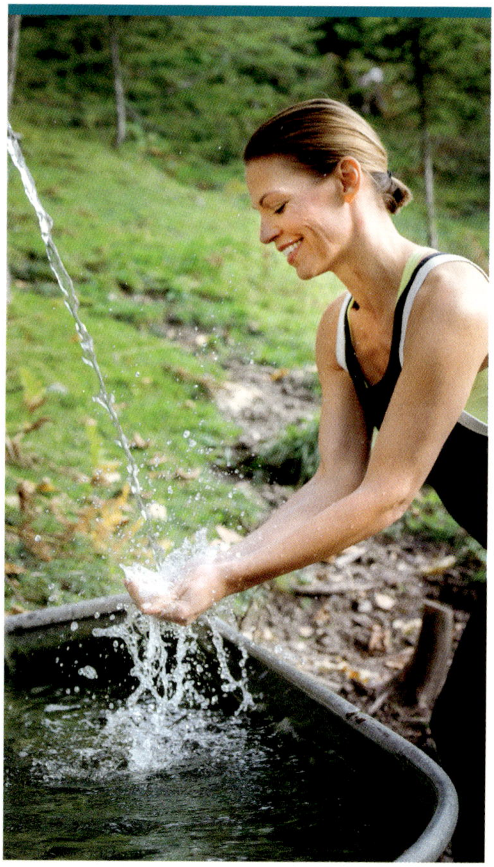

Wasser ist für eine Detox-Kur unverzichtbar.

gie freigesetzt, die dem gesamten System nun in positiver Weise zur Verfügung steht. Der Mensch ist insgesamt optimistischer, fröhlicher, präsenter und aufnahmefähiger im Leben. Dies alles hat einen heilenden und stärkenden Effekt auf das allgemeine Wohlbefinden und die Selbstheilungskräfte des Körpers.
»Detox. Ganzheitlich entgiften« gibt Ihnen Impulse, wie Sie ein Stück Schwere loswerden können – innerlich wie äußerlich.

Warum Ayurveda inspiriert?

Ayurveda bedeutet so viel wie »das Wissen vom Leben« und ist ein Jahrtausende altes, zeitloses indisches Heilverfahren. Seine Grundgedanken lassen sich auch auf unsere heutigen Lebensbedingungen übertragen sowie anwenden und verbinden sich gut mit dem modernen Wissen von heute. Ayurveda betrachtet Gesundheit als etwas, das entsteht, wenn wir wieder in Fluss kommen, wenn also die Prozesse im Stoffwechsel ungehindert stattfinden können und in Balance sind.
Kein anderes Medizinsystem der Welt kennt so viele Geheimnisse und Rezepte zur Verjüngung und für ein vitales Leben bis ins hohe Alter wie das Ayurveda. Ein Kernaspekt des Anti-Aging, aus der Sicht des Ayurveda, ist es, sich ständig zu entgiften und zu entlasten. Daher legt Ayurveda Wert darauf, dass wir den Körper nicht nur im Krankheitsfall reinigen und entgiften, sondern das Prinzip der regelmäßigen Entgiftung als solches in unseren Alltag integrieren. Sie werden im Verlauf des Lesens dieses Buches feststellen, dass einige dieser ayurvedischen Entlastungsmaßnahmen sich tatsächlich sehr einfach und unkompliziert zu Hause im Alltag umsetzen lassen.

Die fünf Säulen Ihrer Detox-Kur

Detox-Ernährung

Normalerweise verwenden wir rund 60 Prozent der uns täglich zur Verfügung stehenden Energie für die Verdauung fester Nahrung. Wenn wir unsere Nahrung deutlich reduzieren oder zumindest künstlich bearbeitete Nahrungsmittel vermeiden, so stehen dem Körper die auf diese Weise frei gewordenen Energiereserven für den Abbau von Giftstoffen zur Verfügung.
Alle Bausteine des Lebens sollten in einem ausgewogenen Verhältnis in dem, was wir zu uns nehmen, enthalten sein. Im Gegensatz zu einem strikten Diätplan und starren Regeln finden Sie in diesem Buch Vorschläge, wie Sie zu einer solchen Balance der Bausteine kommen können. Beachten Sie bitte bei der individuellen Gestaltung Ihrer Detox-Kur Ihr Alter, Ihre beruflichen und privaten Rahmenbedingungen sowie Ihre aktuelle geistige und körperliche Verfassung.
Auf der Suche nach dem Jungbrunnen experimentiert die Menschheit mit den kompliziertesten Rezepturen, übersieht aber doch immer wieder das Naheliegende: Du bist, was du isst. Viele Nahrungsmittel nähren nicht, sondern sättigen nur. Nährende Lebensmittel geben uns frische Energie, halten uns gesund und jung und haben einen positiven Einfluss auf unsere Stimmung und unsere Gedanken.
Falsche Nahrung hingegen verschmutzt uns innerlich und gefährdet unsere Gesundheit. Solche Nahrungsmittel, die Sie vorzeitig altern lassen oder innerlich blockieren, sollten Sie in jedem Fall meiden.
Helfen Sie sich selbst dabei, bis ins hohe Alter

gesund zu bleiben: Trinken Sie viel klares Wasser, legen Sie den Schwerpunkt Ihrer Ernährung auf Gemüse und Obst, meiden Sie tierische Lebensmittel und gehen Sie sparsam mit ungesunden Fetten, Zucker und Alkohol um. Gehen Sie dabei langsam vor. Beginnen Sie bei der Umstellung immer mit dem, was Ihnen am leichtesten fällt, und machen Sie sich das Neue zur Gewohnheit. Erst dann gehen Sie zum Nächsten über. Versuchen Sie vor allem aber, bewusst zu essen und zu genießen – und in Maßen.

Sie werden bereits wenige Tage nach der Ernährungsumstellung feststellen, dass das Wohlgefühl, das sich langsam, aber deutlich einstellt, für das Vermissen des Ungesunden mehr als entschädigt. Noch besser: Wer bewusst isst, nimmt zwangsläufig das Richtige zu sich. Denn unser Körper weiß ganz genau, was er braucht, um gesund und vital zu bleiben. Weiteres zu den Grundlagen einer gesunden Ernährung sowie zahlreiche leckere Rezepte finden Sie im Kapitel 2.

Detox-Körperpflege

Ein erfolgreiches Detox-Programm bezieht neben einer toxinarmen Ernährung auch tägliche Reinigungsrituale mit ein: einfache, aber wirkungsvolle Techniken, die dem Körper guttun und die Giftstoffausscheidung verbessern. Sie steigern die Vitalität, lindern Verdauungsbeschwerden und verbessern die Gesundheit der Haut. So wird der Organismus auf sehr einfache Art und Weise unterstützt – und das jeden Tag.

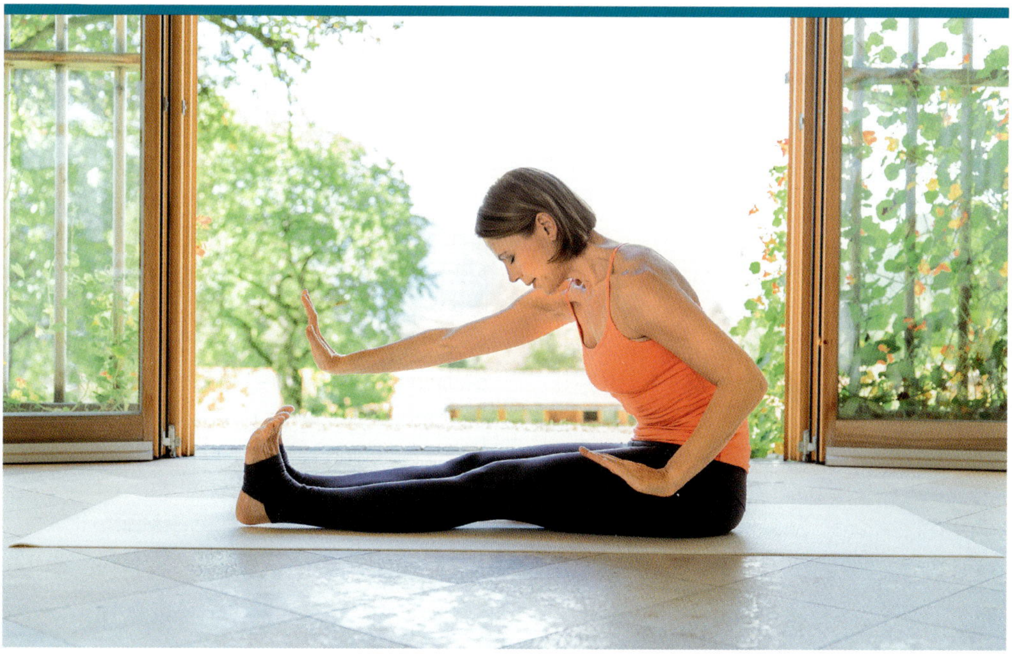

Übungen wie der Nierenschub unterstützen die inneren Organe bei der Entgiftung.

Bei der Morgenpflege, die über das übliche Duschen und Zähneputzen hinausgeht, werden alle Sinnesorgane geöffnet und sensibilisiert, die Ausscheidung von Giftstoffen über die Schleimhäute wird gefördert und der Geist geklärt und gestärkt. Mehr dazu in Kapitel 4.

Detox-Bewegungspraxis

Auch regelmäßige Bewegung ist eine der Grundlagen für die Gesundheit von Körper, Geist und Seele. Früher mussten die Menschen sich bewegen, um nicht zu verhungern, heute müssen wir nur noch den Weg zwischen Couch und Kühlschrank »bewältigen«. Viele Menschen behaupten, sie hätten zu wenig Zeit, um sich zu bewegen, aber das Gegenteil ist der Fall – mangelnde Bewegung raubt Zeit. Lebenszeit. Bewegung ist das beste Medikament, das uns zur Verfügung steht – und es ist, so lange wir es bewusst und achtsam einsetzen, völlig ohne Nebenwirkungen.

Bewegung ist so wichtig, in Maßen, weil sie die Ausscheidung von Giftstoffen beschleunigt und die Sauerstoffzufuhr erhöht. Schon nach einem Tag ohne Bewegung beginnt der Abbauprozess. Aber auch ein überforderndes Zuviel an Bewegung tut nicht gut, denn das laugt den Körper auf Dauer aus, erschöpft das ganze Körpersystem und bewirkt das Gegenteil.

Die wichtigsten Punkte in der Bewegungspraxis sind das richtige Maß und die Regelmäßigkeit. Fragen Sie sich immer wieder erneut, ob Ihnen das, was Sie machen, in dieser Intensität guttut, oder ob es einer Veränderung bedarf. Die körperliche Entspannung, die sich auf diese Weise einstellt, wirkt auch auf das seelische Gleichgewicht und führt zu innerer Ruhe und Konzentration.

Die Detox-Übungen im Kapitel 3 halten die Wirbelsäule und die Gelenke beweglich, die Muskulatur geschmeidig, stärken und unterstützen die Entgiftungsorgane und das Nervensystem, unterstützen die Atmung und regen den Stoffwechsel an. Verschiedene Körperbereiche werden gezielt gedehnt und zusammengezogen, die Bauchorgane und das Gewebe massiert und eingelagerte Schlacken aus tiefen Gewebeschichten ausgeschwemmt. Diese bewussten Bewegungsübungen fördern die Sensibilität des Körpers und sorgen für eine intensivere Körperwahrnehmung, was im Zusammenhang mit Schmerzen und Blockaden äußerst hilfreich sein kann.

Detox-Atem

Unsere Körperzellen brauchen für ihre Regeneration frischen Sauerstoff. Er ist essenziell für unseren Körper; ein Mangel macht krank, wirkt lebensverkürzend und beschleunigt die Verunreinigung in uns. Im Grunde genommen steht uns allen ausreichend Sauerstoff zur Verfügung, dennoch leiden die meisten Menschen durch eine zu flache, kurze Atmung an Sauerstoffmangel, ohne sich dessen bewusst zu sein. Wer angespannt ist, atmet flach und nutzt nur den oberen Teil der Lunge. Dadurch steigt der Kohlendioxid-Spiegel, der den pH-Wert des Blutes reguliert, und es werden weniger schädliche Stoffe ausgeatmet.

Neugeborene atmen ausnahmslos mit dem Bauch. Dabei hebt und senkt sich das Zwerchfell. Diese Form der tiefen Bauchatmung ist eine kostenlose und sehr wirksame Methode, die Entgiftung zu unterstützen. Wenn wir uns in einem entspannten Allgemeinzustand befinden, stellt sich diese Atmung meist von selbst ein.

Mehr zum Thema Atmung erfahren Sie in Kapitel 3. Alternativ können Sie aber auch bei Spaziergängen an der frischen Luft ganz bewusst auf Ihren Atem achten und die Luft tief in den Bauch hineinsaugen. So einfach kann Entgiften sein!

Mentales Detox

Ernährung, bewusste Bewegung, Atmung und Reinigung sind wichtige Säulen einer erfolgreichen Detox-Kur, die fünfte aber ist mindestens genauso wesentlich, wenn nicht sogar entscheidend. Denn unsere geistige Haltung kann erheblich zu unserer Vergiftung beitragen. Die Kraft der Gedanken wird oft unterschätzt. Tatsächlich wirken Gedanken mit der ihnen innewohnenden Energie ständig auf unseren Körper – und da die meisten von uns fast unablässig denken, sind sie in jeder Bewegung, bei jeder Mahlzeit, bei allem, was wir tun, mit dabei. Eine supergesunde Mahlzeit unter Zeitdruck herunterzuschlingen oder etwas zu essen, was einem gar nicht schmeckt, nur weil es gesund ist: Ihre Detox-Ampel wird in einer solchen Situation unweigerlich auf Rot umspringen, da hilft auch die größte Portion Ballaststoffe nicht weiter. Genießen Sie, was Sie sich Gutes tun!

Der größte Feind bei der Entgiftung ist jedoch Ärger. Mentales Detox startet am besten damit, dass man aufhört, sich zu ärgern. Ärger macht alles nur noch schlimmer und bringt in der Regel nur Nachteile. Gelöst wird die Situation durch Ärger meist nicht. Versuchen Sie, sich klarzumachen, auf welchen Aspekt der Situation Sie Ihre Konzentration lenken wollen, anstatt sich zu ärgern. Es gibt mit Sicherheit nicht nur den einen Gesichtspunkt, der den Ärger aus Ihnen herauskitzelt, sondern es gibt in jeder Situation auch Aspekte, die mit positiven Gefühlen belegt sind. Was müssen Sie an Ihrem Denken verändern, damit das negative Gefühl in Ihnen sich in etwas Positives verwandeln kann? Sie haben immer die freie Wahl. Sie können selbst bestimmen, wie Sie reagieren wollen.

Voraussetzung für mentales Detox ist, dass Sie bereit sind, sich selbst in Ihrem gewohnten Verhalten aufmerksam zu beobachten und damit zu experimentieren. Versuchen Sie es! Anstatt die Vergiftung durch Ärger zu verstärken, nutzen Sie denselben Anlass, um sich mental zu säubern und Ihr Wohlbefinden zu steigern. Genauso können Sie sich natürlich auch in Situationen verhalten, die spontan Stress, Angst, Leid, Enttäuschung oder Überforderung in Ihnen wecken. Einfache Mentaltechniken, wie sie in Kapitel 4 vorgestellt werden, helfen Ihnen, genau das gezielt zu üben.

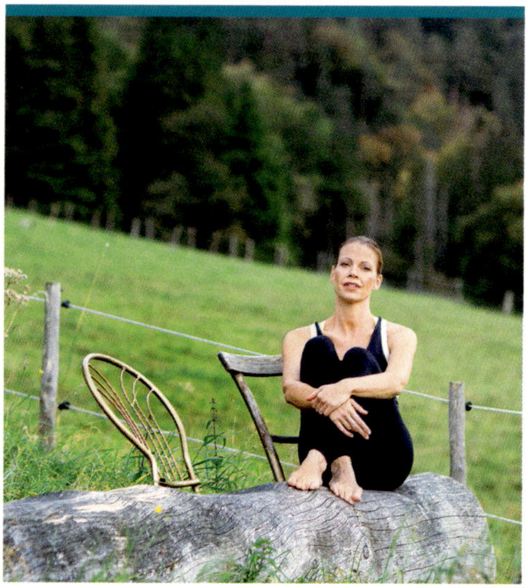

Entspannung hilft beim mentalen Detox.

Die sieben wichtigsten Player im Detox-Prozess

Leber

Die Leber ist das größte Stoffwechselorgan unseres Körpers und befindet sich im rechten Oberbauch. Sie ist sozusagen unsere Entgiftungszentrale, das Schlüsselorgan für die Lebensenergie sowie den Säure-Basen-Haushalt und zuständig für die Verwertung von Nährstoffen und Vitaminen aus der Nahrung, die Speicherung der daraus entstandenen Energie, die Bildung von Eiweißen, die wir für die Blutgerinnung benötigen, sowie für die Regulierung des Fettstoffwechsels und des Cholesterinhaushalts. Sie wandelt giftige Stoffwechsel- und Abfallprodukte so um, dass diese über die Nieren ausgeschieden werden können. Ist die Leber überlastet, zeigt sich das in der Regel weniger durch Schmerzen als vielmehr durch Müdigkeit und schleichenden Leistungsabfall. Besonders belastend für die Leber ist, neben dem Abbau von Alkohol und Medikamenten, der von Ammoniak, der bei der Zersetzung von Eiweißen entsteht. Deshalb sollte beachtet werden, dass eine zu eiweißreiche Ernährung die Leber mittelfristig schädigt. Verschaffen Sie Ihrer Leber daher immer mal wieder Pausen, zum Beispiel im Rahmen einer Detox-Kur, und meiden Sie in dieser Zeit konsequent die Lebergifte Fett, Alkohol, tierisches Eiweiß und Zucker.

Lungen

Atmung ist Leben. Beim Ausatmen werden wir ständig große Mengen an Giften los, bis zu 70 Prozent aller im Körper vorhandenen Schlacken atmen wir über die Lunge ab. Unsere Lungen gehören also zu den Entgiftungsorganen Nummer 1. Die richtige, tiefe Atmung regt die Selbstheilungskräfte an, aktiviert das Immunsystem, lindert Schmerzen und vertreibt gedrückte Stimmung. Wer hingegen flach atmet, drückt ständig verbrauchte Luft wieder in den Körper zurück. Auf diese Weise kommt zu wenig Sauerstoff in den Zellen an. Das verlangsamt den Zellstoffwechsel, übersäuert den Körper und schwächt die Immunabwehr und die Organe.
Der beste Weg, um die Gesundheit der Lungen zu fördern, ist es, sie regelmäßiger Anstrengung aussetzen – und natürlich nicht zu rauchen. Wie Sie Ihre Lungentätigkeit mit gezielten Atemübungen unterstützen können, erfahren Sie im Kapitel 3. Zudem hilft Bewegung. Wenn Sie beim Sport, etwa beim Joggen, Schwimmen oder Tanzen, bewusst atmen, benötigen Sie deutlich mehr Sauerstoff. Die Lunge füllt sich besser, dementsprechend werden beim Ausatmen auch mehr Giftstoffe freigesetzt.

Lymphsystem

Das Lymphsystem ist ein Teil unseres Abwehrsystems. Es umfasst die lymphatischen Organe (zu denen u. a. Milz, Mandeln und Knochenmark gehören) und das Lymphgefäßsystem. Letzteres hat neben der Funktion im Immunsystem auch die Aufgabe, den Flüssigkeitstransport im Körper zu unterstützen, und befördert Stoffwechselabfälle und Toxine aus den Zellen und dem Kreislaufsystem zu den Ausscheidungsorganen. Ein gesundes Lymphsystem reinigt den Körper also von Bakterien und Fremdkörpern, leitet diese schnell ab und verhindert somit Entzündungen im Körper.
Sich regelmäßig zu bewegen ist das Beste, was Sie Ihrem lymphatischen System tun können.

Kräuterkenner verwenden Grünen Tee, um den Lymphfluss zu stimulieren. Dieser enthält Polyphenole, natürliche Antioxidantien, die das Lymphsystem und die Haut vor Schäden schützen. Spirulina, eine Algenart, hat eine ähnlich hilfreiche Wirkung auf die Funktion der Immunzellen in der Lymphe.

Haut

Die Haut ist das größte Organ unseres Körpers, auch sie ist ein hochqualifizierter Säure- und Schlackenausscheider. Sie schützt uns vor schädigenden Einflüssen von außen, z. B. Krankheitserregern und Witterungseinflüssen. Über unsere Haut bringen wir zudem nicht nur emotionale Empfindungen zum Ausdruck (z. B. Gänsehaut, Schamesröte), auch die Funktion unserer inneren Organe bildet sich auf ihr ab.

In ihrem Entgiftungsprozess unterstützen Sie die Haut am besten durch Schwitzen. Schwitzen fördert auf natürliche Weise den Reinigungsprozess und hält die Haut elastisch und intakt. Zum gezielten Schwitzen bieten sich sowohl Bewegung als auch Sauna und Dampfbad an. Auch frische Luft tut unserer Haut gut. Das lebenswichtige Vitamin D kann nur durch Sonneneinstrahlung in unserer Haut gebildet werden, täglich 10 Minuten direkter Sonneneinstrahlung reichen dabei völlig aus. Zu starke Bestrahlung sollten Sie vermeiden, da diese die Hautalterung fördert.

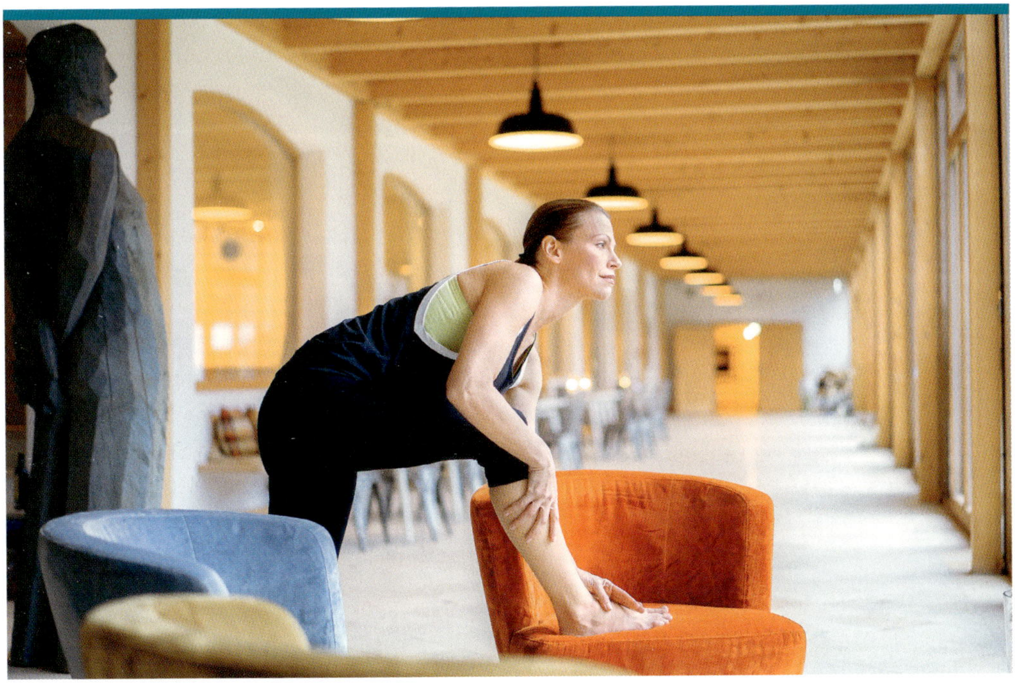

Einreiben mit Olivenöl tut gut und unterstützt die Haut.

Vorsichtig auch bei der Verwendung von Kosmetika, wenn Sie Ihre Haut entlasten wollen. Viele Inhaltsstoffe von Kosmetika dringen als Zellgifte in den Körper ein. Es wird daher empfohlen, auf Pflegeprodukte, die künstliche Farb-, Duft- oder Konservierungsstoffe enthalten, zu verzichten.

Bindegewebe

Wie der Name schon verrät, bindet und verbindet unser Bindegewebe. Es ist ein Netzwerk, das sich wie eine Art Ganzkörperanzug durch den ganzen Körper zieht. Es ist zugleich Puffer und Wasserspeicher, versorgt jede Zelle mit Nährstoffen und Sauerstoff, leitet Hormone und Abwehrstoffe weiter und hat zudem auch einen Reinigungsauftrag im Körper, indem es Säuren zunächst einspeichert und dann abtransportiert.
Zu viel Säure allerdings schadet dem Bindegewebe und zerstört auf Dauer seine Kollagenfasern, was zu Erschlaffung und frühzeitiger Alterung führt.
Ein hochelastisches und gleichzeitig festes, gesundes Bindegewebe kann über ein spezielles Körpertraining unterstützt werden.

Darm

Auch der Darm hat eine ganz zentrale Bedeutung für unsere Gesundheit, da er sowohl die Aufgabe hat, lebenswichtige Nährstoffe aufzunehmen, als auch Schlacken und Abfälle zu entsorgen. Um diese Funktionen erfüllen zu können, benötigt der Darm in erster Linie viel Wasser. Ohne ausreichende Hydrierung wird das Verdauungssystem innerhalb von Stunden träge. Die Zusammensetzung der Darmflora, also die in unserem Darm angesiedelten Mikroorganismen, ist für unsere Verdauung und unser Immunsystem unersetzlich und letztendlich dafür verantwortlich, ob wir mit vielen gesunden Stoffwechselprodukten versorgt oder von giftigen überflutet werden.
Wie sich unsere Darmflora zusammensetzt, wird in beträchtlichem Maße durch unsere Ernährung bestimmt. Antibiotika und eine sehr fleischreiche und ballaststoffarme Ernährung (z. B. Fast Food) bewirken etwa eine deutliche Abnahme gesunder Darmbakterien. Durch langsames bewusstes Essen, gutes Kauen, überschaubare Portionen, frühes Abendessen (nicht mehr nach 19 Uhr) und ausreichende Ballaststoffeinnahme (z. B. Gemüse) hingegen nehmen Sie positiven Einfluss auf Ihre Darmflora.

Nieren

Die Hauptaufgabe unserer Nieren ist die Bildung des Harns, zudem sind sie maßgeblich an der Regulation des Wasser- und Elektrolythaushalts sowie des Säure-Basen-Gleichgewichts beteiligt. Über den Urin scheiden wir täglich eine Menge Gift- und Abfallstoffe aus. Die Nieren filtern ständig das Blut und reinigen den Körper so jeden Tag, 365 Tage im Jahr – eine unvorstellbare Leistung.
Die Niere ist nach der Leber das Klärwerk Nummer 2 für stickstoffhaltige Abbauprodukte. Harnstoff entsteht hauptsächlich beim Abbau von Eiweißen; diese fallen bei einem übermäßigen Verzehr von Fleisch, Fisch und Kuhmilchprodukten an.
Wie auch beim Darm besteht die Hauptbedrohung für die Gesundheit und das Funktionieren auch bei den Nieren in einem Zuwenig an Wasser. Deshalb lautet das beste Detox-Rezept für die Nieren – neben der Reduktion von tierischem Eiweiß auf ein vernünftiges Maß – ganz einfach: trinken, trinken, trinken!

Seien Sie Ihr eigener Gesundheitsmanager!

Das Fatale beim Thema Detox/Reinigung/Entgiftung ist, dass heute kaum ein Schulmediziner seinen Patienten die Wichtigkeit einer effektiven Entgiftung für die Gesundheit verständlich macht. So wichtig dieser Aspekt Ihrer Gesundheit ist, so beharrlich wird er von der Medizin übergangen. Aber nicht nur, dass selten in Betracht gezogen wird, die Ursache eines Beschwerdebildes könne in einem Mangel an wirksamer Entgiftung liegen – die moderne Medizin sorgt durch die Verabreichung von Medikamenten auch dafür, dass Ihr Körper noch mehr belastet wird. Schließlich muss die ganze Chemie von Ihrem – bereits angeschlagenen – System verstoffwechselt werden. Vielen Menschen konnte und kann durch die Entwicklungen in der Schulmedizin das Leben gerettet werden und das ist ein Geschenk. Dennoch soll an dieser Stelle an die Eigenverantwortung jedes Einzelnen appelliert werden. Wir alle sind selbst für unser Wohlbefinden und unsere Gesundheit verantwortlich und haben viele Möglichkeiten, etwas dafür zu tun.
Auf den folgenden Seiten finden Sie zahlreiche Anregungen, die einfach umzusetzen sind – angefangen bei der Ernährung bis hin zu bewusster Körperarbeit und täglichen Reinigungsritualen.

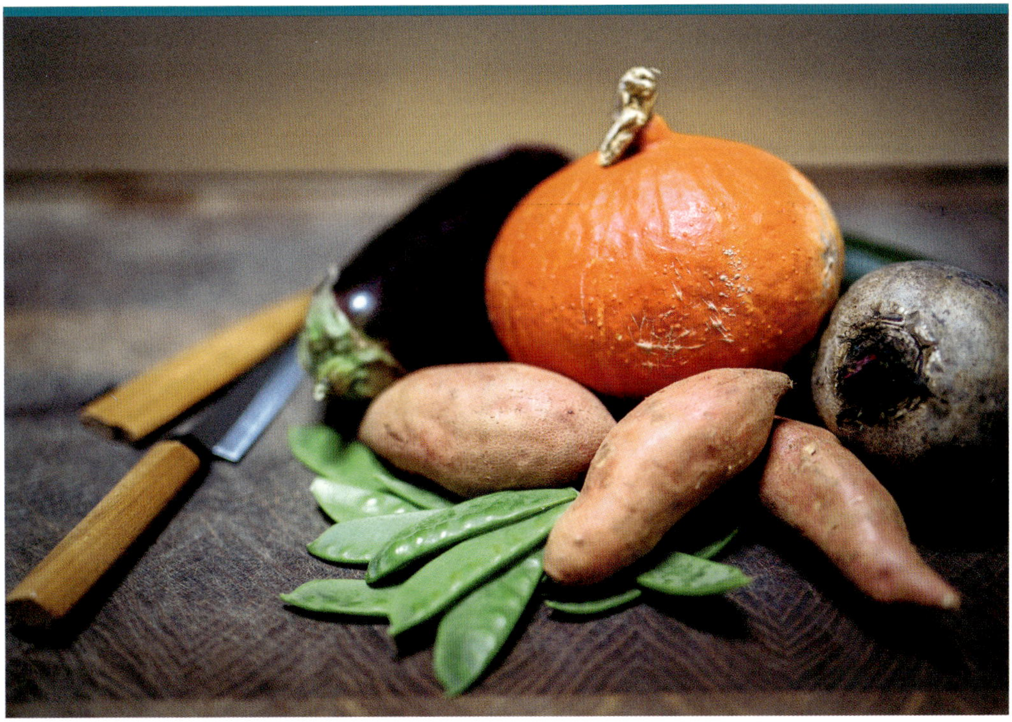

Essen Sie so viel grün und so frisch wie möglich.

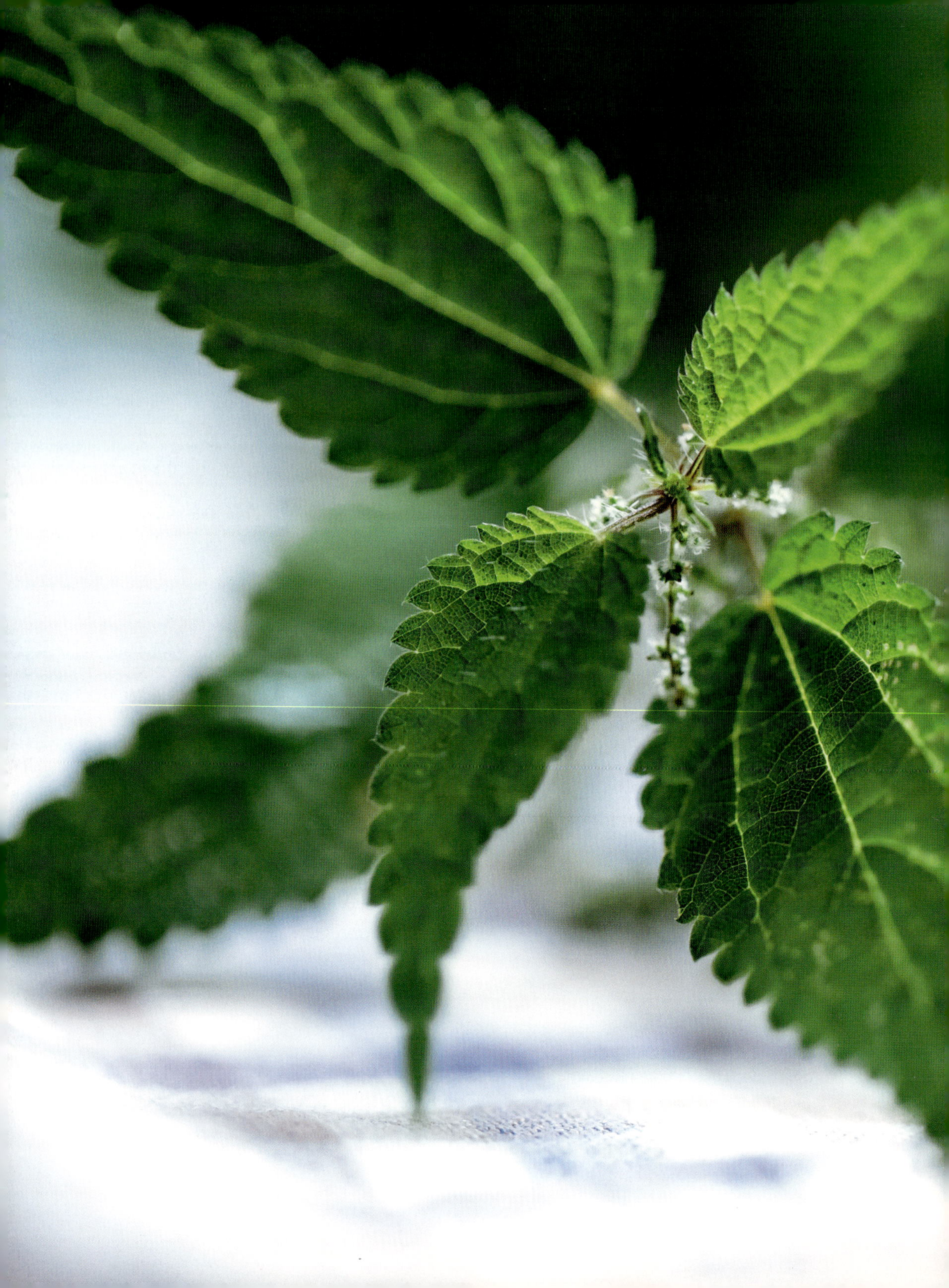

Ernährung – Hintergründe und Rezepte

Ernährungsratschläge ändern sich ständig – was tut uns gut, was nicht? Dieses Kapitel soll Sie motivieren, sich auf Ihren gesunden Menschenverstand zu verlassen und Ihrem Bauchgefühl zu vertrauen. Lassen Sie sich nicht von Ernährungsratgebern verunsichern. Prüfen Sie die Produkte, informieren Sie sich über die Inhaltsstoffe und entscheiden Sie selbst. Dieses Kapitel wird Sie mit den wichtigsten Nahrungsmitteln für die Detox-Kur vertraut machen, Sie zum Nachdenken anregen, Sie inspirieren und Sie dabei unterstützen, Ihren Körper zu reinigen, Ihre Energie zu erhöhen und Ihr Wohlgefühl zu steigern.

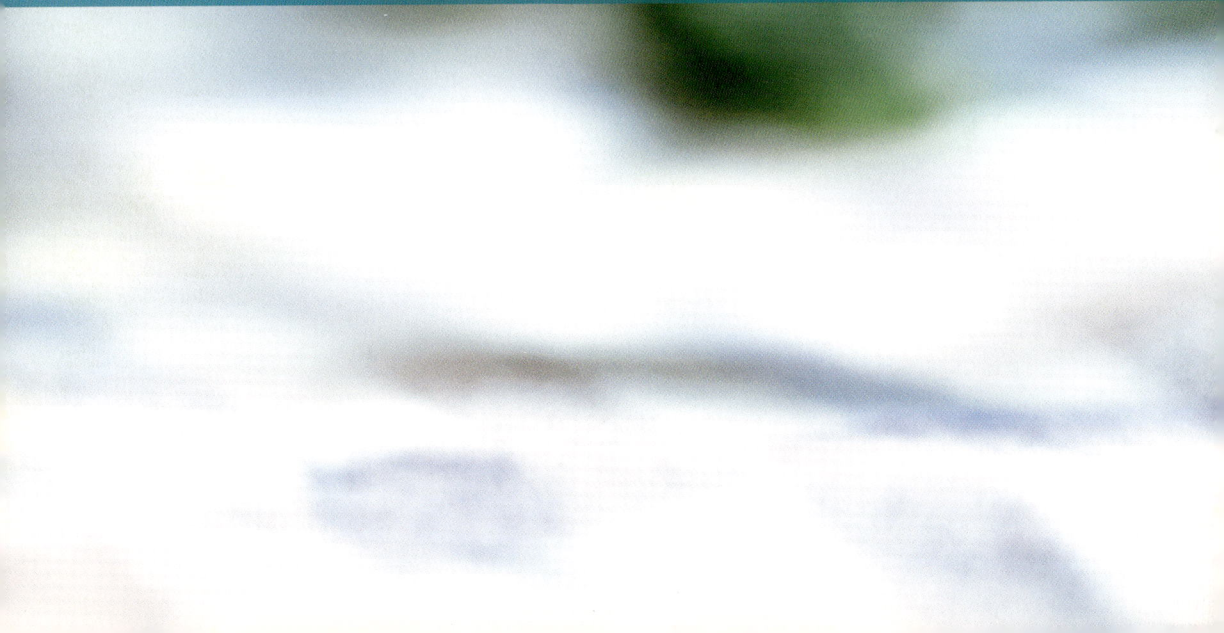

Vorbereitung der Detox-Kur

Ein wichtiger Schritt beim erfolgreichen Entgiften ist das Vermeiden von Fertigprodukten und von industriell hergestellten Nahrungsmitteln. Stattdessen sollten Sie lieber auf unbehandelte, frische Lebensmittel zurückgreifen. Denn es gilt: Je hochwertiger unsere Nahrung ist, desto mehr Lebensenergie kann der Körper daraus gewinnen.

Nehmen Sie sich also Zeit, Ihre Schränke durchzusehen und alle Fertigprodukte auszusortieren. Kommt dann ein seelisches Tief, steht nichts im Schrank, was Sie in Versuchung führt. Füllen Sie Ihren Vorrat an gesunden Lebensmitteln auf. Wählen Sie der Umwelt zuliebe nach Möglichkeit einheimische Obst- und Gemüsesorten, die nicht schon um die halbe Welt geflogen wurden. Die optimale Detox-Ernährung ist pur, unbehandelt, frisch, ausgleichend, maßvoll und liebevoll.

Detox-Alternative:

Stevia, auch Süß- oder Honigkraut genannt, ist ein Süßungsmittel, das aus der Steviapflanze gewonnen wird. Stevia ist rund 450-mal süßer als Kristallzucker, praktisch frei von Kalorien, unbedenklich für Zahnschmelz sowie Zähne und auch für Diabetiker geeignet. Als Süßungsmittel natürlichen Ursprungs ist es somit auch ein sinnvoller Ersatz für synthetisch hergestellte Süßstoffe wie Saccharin oder Aspartam.

Meiden Sie im Sinne Ihrer Entgiftung Einseitigkeit und Überforderung auf allen Ebenen.

Das belastet die Verdauung

Die gesunde Detox-Ernährung achtet darauf, dass Ihr Körper das erhält, was er braucht und was ihm guttut. Manchmal geraten Körperprozesse aus dem Gleichgewicht, man fühlt sich unwohl, schlapp, müde oder sogar krank. In solchen Fällen ist es erst recht wichtig, Belastendes wegzulassen, damit Ihr Körper wieder in Balance kommen kann.

Was benötigt unser Körper, um gesund zu sein? Und woher beziehen wir diese Nährstoffe? Einen Großteil unserer Nährstoffe nehmen wir tagtäglich mit der Nahrung auf. Aus ihnen setzt sich unser Körper zusammen – das ist ein ständig fortlaufender Kreislauf: Alte Körperzellen sterben ab, neue entstehen – und für diese Prozesse, die fortwährend in uns ablaufen, brauchen wir zahlreiche Nährstoffe. Es ist also tatsächlich so: Du bist, was du isst. Wer auf seine Ernährung achtet, kann so in beträchtlichem Maße Einfluss üben auf sein Körper- und auch auf sein Lebensgefühl. Eine Riesenchance für uns alle.

Im Folgenden stelle ich Ihnen einige Lebensmittel und Inhaltsstoffe vor, die den Detox-Prozess beeinträchtigen können und auf die Sie während Ihrer Detox-Kur deshalb besser weitmöglichst verzichten sollten.

Zucker

Meiden Sie Zucker! Klar: Er schmeckt süß und gut, hat aber leider auch einen gewissen Suchtfaktor. Wer einmal anfängt, möchte immer mehr davon, zu viel Zucker macht ständig heißhungrig, dick und schlapp. Bei Zucker handelt es sich um sogenannte »leere Kalorien«, aus denen der Körper im Prinzip nichts rausziehen kann außer … den Kalorien. Und Zucker ist »heimtückisch«, denn er steckt in vielen industriell gefertigten Lebensmitteln – selbst dort, wo wir ihn nicht unbedingt vermuten, etwa in Senf, Ketchup oder Essig.

Weizen

Der Weizen, den man heute im Supermarkt kaufen kann, unterscheidet sich biochemisch deutlich von dem Weizen, wie er noch vor 50 Jahren gegessen wurde. Um Erntefläche zu vergrößern, wurde der Weizen enorm gezüchtet und sowohl im Geschmack als auch im Hinblick auf bestimmte Backeigenschaften verändert. Allerdings wurde dabei nicht berücksichtigt, dass die Veränderung der biochemischen Strukturen des Weizens den menschlichen Körper beeinflussen könnte. Auch wenn die biochemischen Unterschiede nur minimal zu sein scheinen, können sie durchaus einen enormen Einfluss auf unser Verdauungssystem haben. Durch Kreuzung entstehen neuartige Glutenproteine, die das menschliche Verdauungssystem noch nicht adaptiert hat. Das ist auch einer der Gründe, warum Autoimmunerkrankungen wie Zöliakie (mit völliger Glutenintoleranz) bzw. Glutenunverträglichkeitsreaktionen in den letzten 50 Jahren so massiv zugenommen haben. Aber auch für Menschen, bei denen bislang keine Weizenunverträglichkeit festgestellt wurde, ist es besser, die Zufuhr von Weizen auf ein Minimum zu reduzieren. Das hilft, die Anfälligkeit für chronische Entzündungen und sonstige Schädigungen im Verdauungssystem sowie andere mögliche Autoimmunerkrankungen (z. B. Diabetes, Haut- oder Gelenkserkrankungen) gering zu halten.

Detox-Alternative:

Dinkel, Roggen, Hirse, Quinoa, Buchweizen, Amaranth

Weißmehl im Allgemeinen

Weißmehl treibt, genau wie Zucker, den Blutzucker in die Höhe und stoppt so die Entgiftung. Die Lust, immer wieder etwas zu essen, bleibt bestehen, eine Entgiftung ist dadurch nicht möglich.

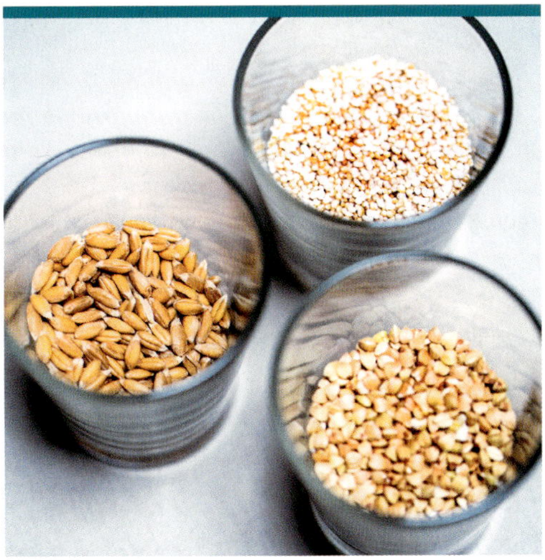

Dinkel, Amaranth und Buchweizen

Bei der Herstellung von weißem Mehl werden die Randschichten des Korns entfernt und so dem Korn also genau das genommen, was für uns wertvoll ist: z. B. Vitamine, Mineralstoffe, Spurenelemente, Ballaststoffe und Proteine. Weißmehlprodukte übersäuern und verschleimen den Körper ähnlich wie Milchprodukte oder Fleisch, vor allem verschleimen sie Bronchien, Nebenhöhlen und Gelenke – der Körper wird kraftlos. Weißes Industriemehl enthält wie Zucker nur sogenannte »leere Kalorien«, das heißt, es liefert nur Kalorien, aber keine Nährstoffe. Zudem führt das Fehlen der Nährstoffe dazu, dass das Blut übersäuert und dem Körper bereits vorhandene Mineralien wieder entzogen werden. Weißmehl kann im Darm Blähungen und Verstopfungen hervorrufen. Es dehnt sich im Darmtrakt bis zum Zehnfachen seines Volumens aus. Steigen Sie daher nach Möglichkeit auf Vollkornprodukte um, da diese Sie mit den nötigen Vitaminen, Mineral- und Ballastoffen versorgen.

Tierisches Eiweiß im Allgemeinen

In den letzten Jahren wird die Diskussion um tierisches Eiweiß in der Öffentlichkeit immer lauter. Im Zuge einer umweltfreundlicheren Lebensweise vieler Menschen, die versucht, die Ausbeutung von Tieren zu reduzieren, lässt sich beobachten, dass Verbraucher genauer auf Lebensmittel, ihre Herkunft und ihre negativen Auswirkungen für die Gesundheit schauen. Der Wunsch nach Alternativen ist groß. Andererseits sind sich Ärzte und Therapeuten nicht in allen hier vorgestellten Punkten hundertprozentig einig. Wichtig ist, dass Sie selbst einen Weg finden, Eiweiß aufzunehmen, der für Sie passend und stimmig ist. Probieren Sie aus, was sich verändert, wenn Sie bestimmte Produkte probehalber für eine Weile weglassen. Eine Reinigungskur wie die Detox-Kur eignet sich besonders gut, um so etwas auszuprobieren und Ihre Flexibilität zu testen. Vielleicht finden Sie ja unter den hier vorgestellten Alternativen Lebensmittel, die Ihnen richtig gut schmecken – und auch noch guttun? Insgesamt gilt auf jeden Fall: Übernehmen Sie nur das, was Sie auch vertreten können, bilden Sie sich ein eigenes Urteil – und probieren Sie nach Herzenslust aus!

Detox-Alternative: Vollkorn

Wird das Getreidekorn komplett gemahlen, d. h. mit Schale, dann nennt man das Ergebnis Vollkornmehl – unabhängig davon, ob es sich dabei um Dinkel, Roggen, Gerste oder eine andere Getreidesorte handelt.

Zum Thema Eiweiß ist generell zunächst einmal zu sagen: Jede Pflanzenart und jede Tierart besitzt spezifische arteigene Eiweißstoffe. Der Mensch nimmt mit der Nahrung also artfremdes Eiweiß zu sich, zerlegt dieses bei der Verdauung in Aminosäuren und baut daraus arteigenes Eiweiß auf. Bei manchen Eiweißen gelingt dies besser, bei anderen fällt es unserem Körper schwerer. Grundsätzlich ist es so, dass pflanzliches Eiweiß leichter abgebaut werden kann als tierisches.
Tierisches Eiweiß lagert sich in den Gelenken, im Körpergewebe (z. B. im Binde-, Fett- oder Muskelgewebe), in den Blutgefäßen und in der Haut ab.

Die Zerfallsprodukte von tierischem Eiweiß können den Organismus belasten, das Gewebe verunreinigen und die Fähigkeit des Körpers zur optimalen Selbstregulation mindern.
Bei einer ständig überhöhten Zufuhr von tierischem Eiweiß können zudem Stoffwechsel und Niere belastet werden, was langfristig zu Erkrankungen führen kann. Wichtig ist es daher, darauf zu achten, dass eine stark erhöhte Eiweißzufuhr immer mit einer gesteigerten Flüssigkeitsaufnahme einhergeht.
Tierische Eiweiße sind vorwiegend enthalten in: Fleisch, Wurst, Milch und Milchprodukten, Eiern, Fisch (»leichteres Eiweiß«) und Meeresfrüchten.

Detox-Alternative:

Pflanzliches Eiweiß, z.B. Quinoa, Amaranth, Buchweizen, Hanfsamen, Spirulina, Bohnen, Linsen, Erbsen, Süßlupine (prima als Mehl-Teilersatz verwendbar), Nüsse und Samen, Sprossen

Forscher setzen auf die Kraft der Hülsenfrüchte. Diese haben den Vorteil, dass sie leichter verdaulich und wesentlich kalorienärmer sind als tierisches Eiweiß. Pflanzliches Eiweiß kann vom Körper leichter verwertet werden. Das Risiko, den Körper zu übersäuern, wird so dezimiert und Krankheiten vorgebeugt. Proteine bestimmen den Aufbau der Zellen und die Beschaffenheit des Gewebes.

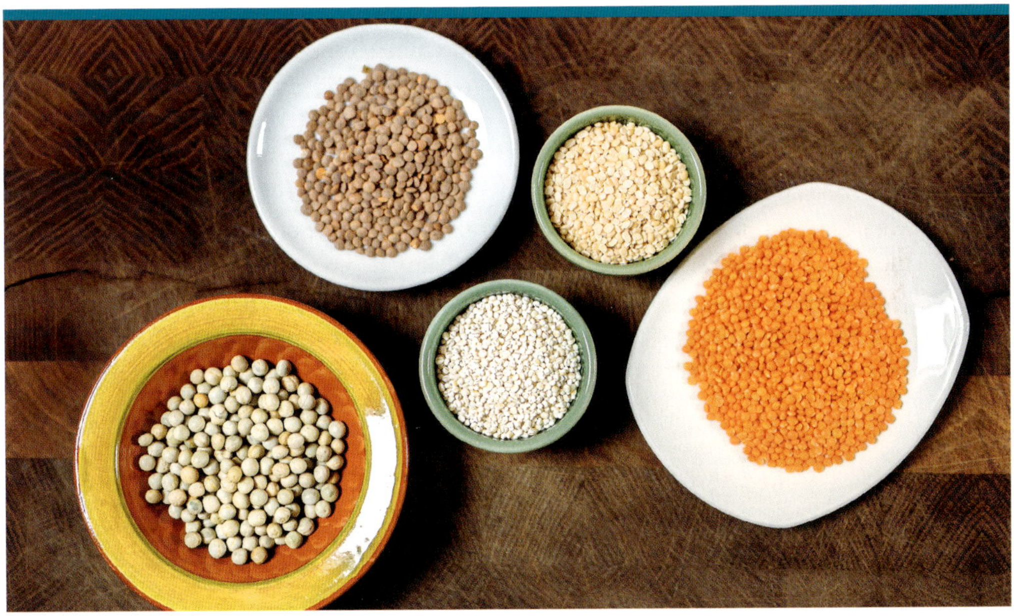

Hülsenfrüchte, wie Erbsen, Berglinsen, Tellerlinsen, Uridlinsen und rote Linsen, unterstützen beim Detoxen.

Milchprodukte

Seit einigen Jahren geraten Milchprodukte als Eiweißspender vermehrt in die Kritik. Ziemlich fest steht wissenschaftlich gesehen inzwischen, dass Jahre oder gar Jahrzehnte langer Konsum von Kuhmilchprodukten zu Ablagerungen in Gelenken und Körpergewebe jeder Art führt (z. B. Binde-, Fett- und Muskelgewebe), auch Blutgefäße und Haut können betroffen sein. Der Körper versucht, das überschüssige Eiweiß auch in der Haut und in den Organen einzulagern, um es später abzutransportieren. In den Gelenken führen die Ablagerungen meist zu entzündlichen und arthritischen Prozessen, in den Organen zu Verschleimungen und entsprechenden Irritationen. In der Haut und im Gewebe führt das gespeicherte Eiweiß dazu, dass sich das Gewebe ausdehnt und leicht schwammig aussieht.

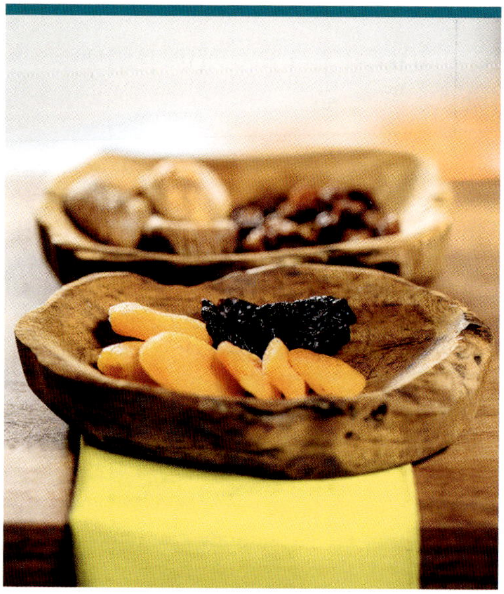

Trockenfrüchte sind gut für die Calciumzufuhr.

Wir sind wahrscheinlich alle in dem mehr oder weniger tiefen Glauben aufgewachsen, dass Milch gesund ist und uns wichtige Nährstoffe liefert, die unser Körper dringend in dieser Form braucht. Besonders weit verbreitet ist nach wie vor die Annahme, dass Milch unsere Knochen gesund hält. Das Gegenteil ist im Grunde genommen der Fall. Auch beugt Milch weder Knochenbrüchen noch Osteoporose vor, genauso wenig wie sie unsere beste Calciumquelle darstellt, denn ein Großteil der Nährstoffe steht durch die intensiven Verarbeitungsprozesse, denen die Milch heute unterliegt, dem Körper gar nicht mehr zur Verfügung – unter anderem auch Calcium. Zudem steht Kuhmilch im Verdacht, der Entstehung von Akne und anderen Hauterkrankungen Vorschub zu leisten.

Die Tatsache, dass knapp 75 Prozent der erwachsenen Weltbevölkerung an Laktoseintoleranz leiden (wobei die Zahl z. B. in Japan und China deutlich höher liegt als in Deutschland), zeigt, dass auch der Zucker in der Milch nicht wirklich gut für Menschen verträglich ist – jedenfalls nicht für die meisten. Wem das den Milchzucker spaltende Enzym Laktase fehlt, dessen Körper ist nicht in der Lage, den Milchzucker in den Milchprodukten zu verdauen. Dieser vergärt dann im Darm mit der Folge, dass die Betroffenen unter starken Blähungen und Durchfällen leiden.

Fassen wir zusammen: Kuhmilch ist »Babynahrung« für Kälbchen und enthält alles, was diese Tiere in den ersten Monaten ihres Lebens brauchen, genau wie menschliche Muttermilch der beste Lieferant für lebenswichtige Nährstoffe und definitiv das Beste ist, was wir unseren Kindern geben können. Aber wenn Kälbchen heranwachsen und größer werden, hören sie auf, Milch zu trinken, und steigen auf Grünfutter um. Erwachsene Kühe trinken keine Milch mehr und es stellt sich die Frage, warum wir das tun. Der Körper kann die Milch anderer Säugetiere schlecht verdauen. Erstaunlich, oder nicht? Wir sind einige der wenigen Lebewesen auf der Erde, die darauf bestehen, die Milch einer anderen Gattung zu konsumieren, und zwar lebenslang.

Die gute Nachricht ist: Menschen mit unterschiedlichen Symptomen erleben eine signifikante Verbesserung ihrer gesundheitlichen Situation, wenn sie konsequent auf Milchprodukte verzichten. Insbesondere bei Darmproblemen, Hautproblemen, Allergien und jeglichen Entzündungsprozessen im Körper sollten Kuhmilchprodukte gemieden werden. Es lohnt sich also vielleicht auch für Sie, einfach mal zu versuchen, Milchprodukte zu dezimieren oder vielleicht sogar vollständig auf sie zu verzichten.

Detox-Alternative:

Mandelmilch, Hafermilch, Reismilch und, wer gerne Käse isst, Ziegen- oder Schafskäse. Dieser kann vom Menschen aufgrund der menschenähnlichen Enzyme deutlich besser verdaut werden als Kuhmilchkäse.

Für die Calciumzufuhr: grüne Blattsalate, getrocknete Feigen und Aprikosen, Rosinen, Oliven, Gemüse – und Sonne! Sonnenlicht optimiert den Vitamin-D-Gehalt im Körper, der für die Calciumverwertung dringend gebraucht wird.

Alkohol, Koffein, Nikotin

Genussgifte wie Alkohol, Nikotin und Koffein sollten Sie während der Detox-Kur nach Möglichkeit nicht zu sich nehmen. Trinken Sie statt Schwarztee lieber Kräutertees, beachte: in Maßen.

Verpackung

Die Natur schweißt nichts ein und wir sollten es nach Möglichkeit auch unterlassen. Meiden Sie aufgrund der Weichmacher so weit wie möglich Plastikfolie. Behälter aus Glas, Keramik, Edelstahl oder Papier eignen sich gut zum Aufbewahren von Lebensmitteln. Beim Einkaufen achten Sie darauf, möglichst viel an der Frischetheke zu kaufen, dann kann Ihr Obst und Gemüse direkt in den Einkaufskorb wandern.

Das fördert die Entgiftung

Wasser

Der menschliche Körper besteht zu etwa 70 Prozent aus Wasser. Und nichts reinigt unseren Körper so gut wie Wasser – nicht nur äußerlich, sondern auch innerlich. Deshalb ist Wasser für eine erfolgreiche Entgiftung unerlässlich. Eine ausreichende Flüssigkeitsaufnahme ist wichtig, um Wassereinlagerungen im Körper zu vermeiden und eine reibungslose Funktion der »Abfallsysteme« Leber, Niere, Lunge, Verdauungssystem, Lymphsystem und Haut zu gewährleisten. Wasser schwemmt toxische Stoffe aus, reduziert das Völlegefühl und sorgt für reine Haut.

Trinken Sie etwa zwei Liter über den Tag verteilt, in den Abendstunden etwas weniger, damit die

Ideal für die Detox-Ernährung:

Wasser ohne Kohlensäure, Ingwer-Zitronen-Wasser, heißes Wasser (nach Ayurveda-Art)

Nachtruhe nicht gestört wird. Getränke zum Essen verdünnen die Verdauungsenzyme, darum sollten Sie in der Stunde vor und nach der Mahlzeit lieber wenig trinken.
Wasser ist ein Transport- und ein unverzichtbares Lösungsmittel. Vitamine und Mineralien können erst dann ihre Wirkung entfalten, wenn der Körper mit genügend Wasser versorgt wird. Wasser fördert die Entschlackung, hält die Verdauung und den Kreislauf in Schwung. Bei Schmerzen jedweder Art stellen Sie bitte immer sicher, dass genügend Wasser im Körper vorhanden ist. Sie können Wasser auch in Form von Obst, Gemüsen und Salaten essen, denn diese bestehen zu über 90 Prozent aus Wasser, das unserem Zellwasser sehr ähnlich ist und dadurch von unserem Körper gut verwertet werden kann.
Welche Art von Wasser eignet sich am besten im Rahmen einer Detox-Kur? Vermutlich wird es in den nächsten Jahren noch verschiedene Ansätze und Empfehlungen geben, welches Wasser für unsere Zellen die beste Unterstützung bietet und heilt. Zum jetzigen Stand empfehle ich Ihnen einfach, Wasser zu trinken, das einen hohen Mineralgehalt hat. Verschiedene Quellwasser enthalten unterschiedliche Mengen an Natrium, Kalium, Magnesium, Calcium, Eisen, Chlorid, Sulfat, Hydrogencarbonat, Flur/Fluorid, Nitrat, Jodid etc. Wasser mit Kohlensäure eignet sich nicht besonders gut. Aber egal, ob Sie Ihr Wasser kaufen, filtern, mit Heilsteinen beleben oder einfach direkt aus der Leitung oder einer Quelle trinken: Das Wichtigste ist, dass Sie es genießen und sich seiner reinigenden, belebenden Kraft bewusst sind.

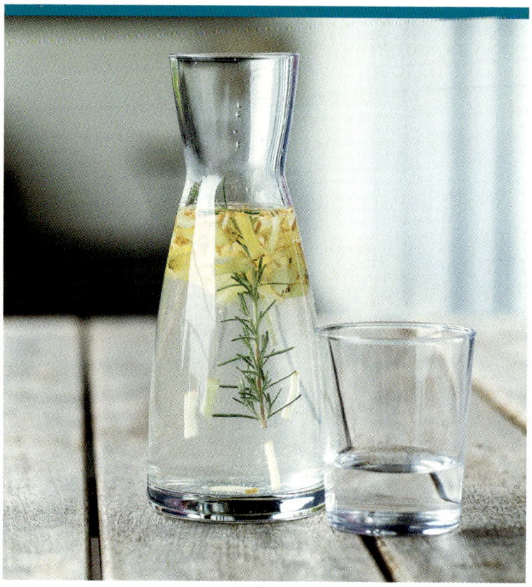

Ingwer-Zitronen-Wasser

Bitterstoffe

Bitterstoffe regen die Produktion des Magensaftes an und fördern dadurch eine schnellere und bessere Verdauung. Durch die Aktivierung der Leber- und Gallenaktivitäten verbessern sie zudem die Fettverdauung. Sie regen die Darmbewegung an und können Keime bekämpfen. Außerdem erleichtern Sie dem Körper das Verstoffwechseln sowie die Ausscheidung und mindern das Hungergefühl, vor allem den so schwer zu überwindenden Heißhunger auf Süßes, indem sie den Speichelfluss hemmen

und den Insulinspiegel niedrig halten. Man »überisst« sich nicht mehr so schnell. Bitterstoffe sind also Vitalstoffe, die vor allem positiv auf Verdauungssystem und Stoffwechsel wirken und dafür sorgen, dass die Verdauungssäfte fließen, Enzyme ausgeschüttet und Entgiftungsvorgänge angeregt werden. Ein gut funktionierendes Verdauungssystem sowie eine gesunde Darmflora sind die besten Voraussetzungen für eine intakte Immunabwehr.
Leider wurde in vielen Gemüsen der bittere Geschmack weggezüchtet und die Bitterstoffe somit eliminiert.

Bitterstoffe für die Detox-Ernährung finden Sie in:

- einigen Salaten, z. B. Chicorée, Endivie, Radicchio, Rucola
- Gemüsesorten wie Artischocke, Blumenkohl, Brokkoli, Rosenkohl
- Wildkräutern, z. B. Gänseblümchen, Hopfen, Löwenzahn, Mariendistel, Sauerampfer, Wermut
- Gewürzen und Heilkräutern, z. B. Ingwer, Kardamom, Kurkuma, Lorbeer, Majoran, Rosmarin, Salbei, Thymian
- Getreide (Hirse)

Mungbohne

Die preisgünstige Mungbohne, auch Mungobohne genannt, vermag in Hinblick auf Entgiftung Erstaunliches zu leisten. Zudem ist sie eine hervorragende Proteinquelle und besitzt einzigartige, entgiftende, entschlackende Wirkstoffe, die neben der körperlichen auch für geistige Klärung sorgen.
In ihrer Schale stecken Enzyme, die den Darm dabei unterstützen, dauerhaft zu entgiften. So können Abwehrkräfte ungehindert wirken, Nährstoffe vom Körper besser absorbiert und das Wohlgefühl insgesamt gesteigert werden. Mungbohnen sind leichter verdaulich als die in Mitteleuropa verbreiteten Gartenbohnen und verursachen keine Blähungen. Zudem bilden sie weniger Schlacken als viele tierische Proteinlieferanten. Dafür haben sie allerdings auch deutlich weniger Eigengeschmack. Man kann die Bohnen sowohl keimen und ihre Sprossen essen (diese werden in Deutschland fälschlicherweise oft als »Sojasprossen« bezeichnet) als auch die frischen Hülsen oder die getrockneten Bohnen zur Nahrungszubereitung verwenden.
Die leicht verwertbaren pflanzlichen Proteine der Mungbohne (bis zu 28 Prozent Proteingehalt) und deren spezifische Proteinstruktur sind für den menschlichen Stoffwechsel optimal verwertbar. Außerdem ist sie kalorienarm und reich an Ballaststoffen, Vitaminen und Folsäure.

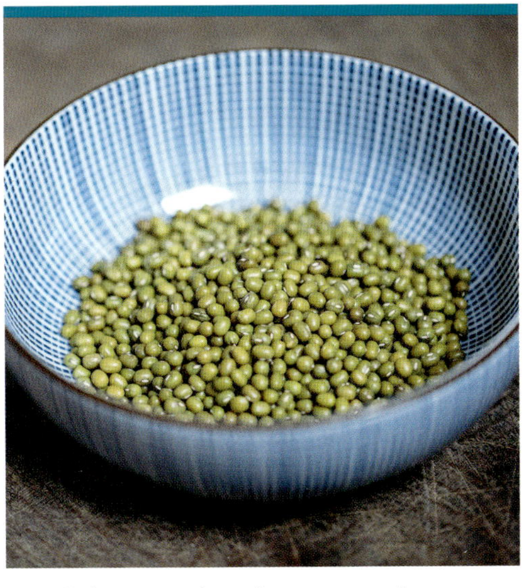

Mungbohnen »peelen« den Darm von innen.

Ghee

Die ayurvedische Reinigung setzt auf Ghee (geklärte Butter/Butterschmalz), weil sie den ganzen Verdauungstrakt befeuchtet und gleichzeitig die fettlöslichen Toxine bindet und aus dem Körper befördert. Im Ayurveda gilt es als die wirkungsvollste Alternative zu allen Fetten und Ölen und darüber hinaus sogar als Verjüngungsmittel.

Die herausragenden Wirkungen von Ghee beruhen auf der Art der Herstellung. Diese geschieht nach alter, traditioneller Rezeptur: Butter wird so lange gereinigt und veredelt, bis sie gänzlich frei von Wasser, Milcheiweiß und Milchzucker ist. Ghee ist leicht verdaulich und wird einfach und sanft vom Darm aufgenommen und gelangt so in die Körperzellen, wo es freie Radikale bindet. Das bedeutet, dass über andere Nahrungsmittel aufgenommene Toxine durch den Verzehr von Ghee gebunden werden können und so der Alterung vorgebeugt werden kann.

Ghee eignet sich, ebenso wie gesättigte Fettsäuren (z. B. Kokosfett), hervorragend zum Braten. Auch zum Kochen und Backen lässt es sich einsetzen. Einfach ungesättigte Fettsäuren (wie Olivenöl) eignen sich für Salat, ebenso ungesättigte Fettsäuren wie z. B. Leinöl.

Detox-Wunder Suppe

Suppen können wunderbar helfen, aus der gewohnten Ernährungsspirale herauszukommen und die Umstellung auf eine gesündere Lebensweise zu erleichtern.

Suppen stellen zufrieden, beruhigen, wärmen Körper und Seele, entlasten die Verdauung, schmecken köstlich, sättigen und versorgen uns gut mit Nährstoffen. Kurz: Sie wirken wie kleine Detox-Wunder.

Wer also abends vollwertig essen möchte, ohne den Magen zu belasten, wird bei den Suppenrezepten fündig. Gesund und dauerhaft entgiften gelingt leichter, wenn man entspannt und ohne schlechtes Gewissen genießt. Ein weiterer Suppenvorteil ist der geringe Zeitaufwand, der bei den vielfältigen heutigen Anforderungen, die der Alltag sowieso schon an uns stellt, eine gute Entlastung darstellt.

Grüne Smoothies – die Detox-Drinks

Eine effektive Möglichkeit, um den Mineralien- und Enzymhaushalt im Körper nach oben zu fahren, ist das Trinken von Grünen Smoothies. Diese Art von Smoothie ist während Ihrer Detox-Kur eine gute Möglichkeit, Heißhunger zu bekämpfen oder eine Mahlzeit zu ersetzen.

Der grüne Smoothie ist eine Mischung aus grünen Blattgemüsen und/oder Wildkräutern und Obst. Diese werden mit stillem Wasser im Mixer zu einem cremigen Saft verarbeitet und getrunken.

Grüne Smoothies haben wenig Kalorien und einen hohen Nährwert; grüne Blätter besitzen die meisten Vitalstoffe aller Lebensmittel (Vitamine, Mineralstoffe, Antioxidantien und lebenswichtige Fett- und Aminosäuren). Dadurch wird die Haut gesünder und das Bindegewebe straffer. Da das Pflanzengrün im Mixer püriert wird, muss der Körper nicht vorverdauen und hat mehr Zeit zum Entgiften. Zudem helfen grüne Smoothies bei der Nahrungsumstellung. Der Appetit auf Ungesundes wird geringer, Sie fühlen sich leicht und energiegeladen.

Die in den grünen Smoothies enthaltenen wertvollen Nährstoffe und Enzyme entfalten ihre heilende Reinigungswirkung tief bis in die Zellen hinein.

Es empfiehlt sich, Gemüse und Obst der Saison zu verwenden und ansonsten nach Geschmack zu variieren. Man verwendet etwa 80 Prozent Blattgemüse und Wildkräuter und 20 Prozent Obst. Die Smoothies sollten möglichst frisch zubereitet werden, können aber auch in einer Flasche ins Büro mitgenommen werden. Die Smoothies können Sie später in eine gesunde Ernährung einbauen, indem Sie z. B. bei wenig Hunger oder als Ausgleich für eine üppigere Mahlzeit einen grünen Smoothie genießen.

Softe Detox-Tage einschieben

Wenn Sie dauerhaft entschlacken wollen, tut es gut, immer wieder einmal einen Detox-Tag einzuschieben. Dabei geht es nicht um eine strenge Hungerkur, sondern um eine sanfte Entlastung des Körpers, die ihm seine Energie zurückbringt. Dazu nehmen Sie an einem solchen Tag bewusst leicht verdauliche, energiereiche, reine Nahrung in kleinen Mengen zu sich. Frische Gemüsesäfte, einfache Gemüsegerichte und Obst sind ebenso geeignet wie leichte Suppen. Beispielsweise könnten Sie bis zum Mittagessen nur etwas frisches Obst essen oder frisch gepressten Gemüsesaft zu sich nehmen, mittags und abends gibt es dann eine leichte Gemüsesuppe. So entlasten Sie Ihr Verdauungssystem. Sie können softe Detox-Tage einmal in der Woche, einmal im Monat oder nach Bedarf einbauen. Im Sommer bietet sich auch ein ganzer Smoothietag an.

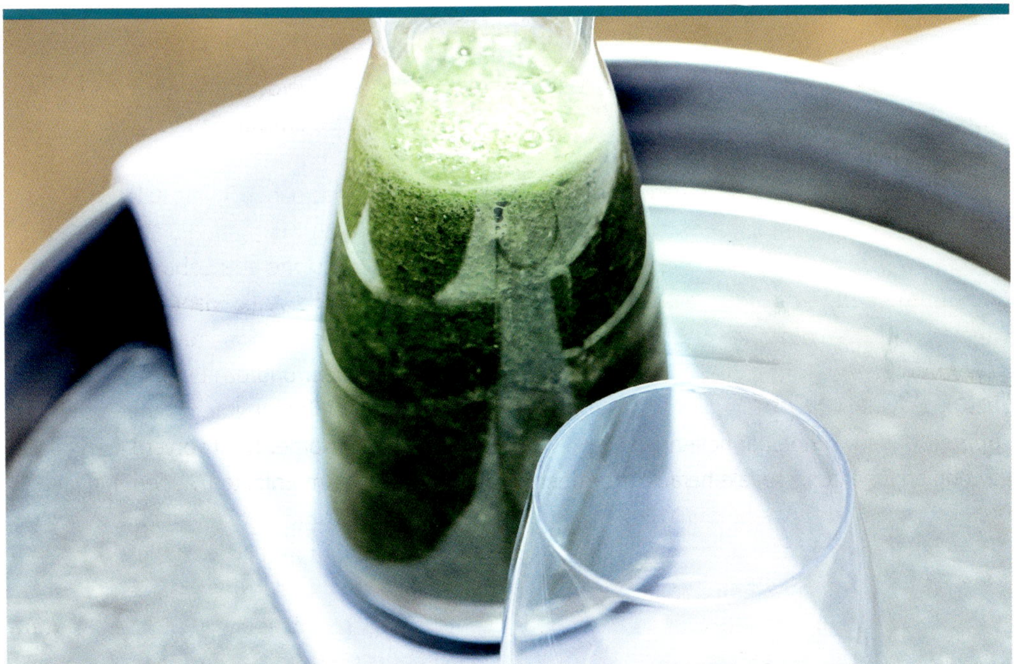

Grüner Smoothie: 1 Liter davon ersetzt eine vollwertige Mahlzeit.

Die optimale Gestaltung der Mahlzeiten

Wie viele Mahlzeiten am Tag sollen es sein? Auf diese Frage kursieren diverse Antworten. Einige Stimmen vertreten häufiges Aufnehmen von Nahrung, um Heißhungerattacken zu vermeiden. Auf diese Weise muss das Verdauungssystem allerdings ständig arbeiten und hat keine Ruhepausen, um zu regenerieren.

Drei Mahlzeiten

Grundsätzlich gilt: Regelmäßige Mahlzeiten sind wichtig, und das unkontrollierte »Zwischendurchfuttern« sollte vermieden werden. Am besten ist es, erst wieder zu essen, wenn die vorangegangene Mahlzeit vollständig verdaut ist (nach fünf bis sechs Stunden). Halten Sie diese Zeitabstände ein, sind mehr als drei Mahlzeiten am Tag gar nicht zu schaffen. Für den Stoffwechsel, das Energielevel und die Fettverbrennung sind drei Mahlzeiten am Tag vollkommen ausreichend.

Frühstück

Das Frühstück ist die erste Mahlzeit am Tag. Es sollte Körper und Geist nähren und uns einen guten Start in den Tag verschaffen, ohne zu schwer im Magen zu liegen. Die beste Frühstückszeit liegt laut Ayurveda zwischen 7.00 und 9.00 Uhr. Getreide und süßes Obst stellen eine optimale Frühstückskombination dar. Besonders gut unterstützen Sie Ihre Verdauung, indem Sie den Tag mit einem warmen Brei beginnen. Das stärkt die Milz, eines unserer wichtigsten Verdauungsorgane, und sorgt für einen stabilen Blutzucker. Alles, was kalt in den Magen gelangt, muss vom Körper auf 37 Grad »hochgeheizt« werden. Das heißt, bei einem kalten Frühstück opfern wir unsere Körperwärme, die mit viel Aufwand erzeugt wurde. Am besten nimmt man für den Frühstücksbrei Getreide als ganzes Korn. Geschrotetes, gemahlenes oder als Flocken zerquetschtes Getreide oxidiert schnell, wenn es mit Sauerstoff in Verbindung kommt. Dadurch verliert es viel von seiner stärkenden Kraft. Geeignete Getreide für Breie sind z. B. Hirse, Naturreis, Hafer oder Dinkel.

Mittagessen

Das Mittagessen ist die wichtigste Mahlzeit des Tages. Jetzt ist der Stoffwechsel für die Hauptmahlzeit bereit. Eiweißhaltige Lebensmittel wie Hülsenfrüchte oder Samen können nun sehr gut verdaut werden – optimalerweise zusammen mit einer Portion Salat oder frisch gegartem Gemüse.

Abendessen

Mit einem wohltuenden, leichten Abendessen geht der Körper zur Regeneration über. Am besten tut es Ihrem Körper, wenn Sie am Abend etwa Nährendes, Warmes, Energiespendendes zu sich nehmen. Die Abendmahlzeit sollte nach Möglichkeit bis spätestens 19.00 Uhr abgeschlossen sein. Ist das in Ihrem Alltag so nicht umsetzbar, versuchen Sie zumindest die Regelung zu beherzigen, mindestens zwei Stunden vor dem Zubettgehen nichts mehr zu essen. Somit kann die Nahrung noch gut verdaut werden und Sie haben genug Energie für einen erholsamen Schlaf. Spätestens um 22.30 Uhr sollten sich Körper und Geist im tieferen Ruhezustand befinden, damit sich die Organe um die essentielle Zellregenerierung und -reinigung kümmern können.

Essenszubereitung

Roh oder gegart?

Generell gilt, dass Lebensmittel für die meisten Menschen in einem warmen und gegarten Zustand leichter verdaulich und besser bekömmlich sind als roh. Dennoch leisten auch gerade rohe Lebensmittel, vor allem Obst und Gemüse, einen wichtigen Beitrag zur Ernährung und sollten auf keinem Speisezettel fehlen. Rohes ist am besten verträglich, wenn man es morgens oder mittags isst, am Abend liegt es oft schwer im Magen. Mehrmals aufgewärmte oder länger aufbewahrte Speisen besitzen wenig Lebensenergie und sollten daher gemieden werden.

Lebensmittel der Saison

Achten Sie beim Einkauf darauf, nach Möglichkeit vorrangig Lebensmittel einzukaufen, die gerade Saison haben. Unser Klima beeinflusst unseren Stoffwechsel und unsere Verdauungskraft mehr, als uns bewusst ist. Salat zum

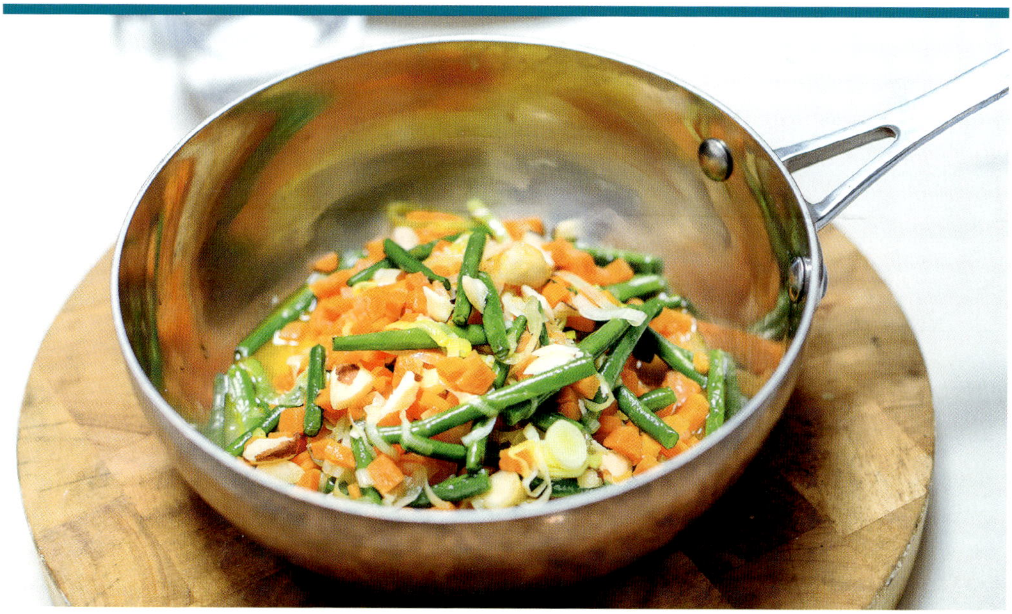

Ein ideales Detox-Gericht: Bohnen-Süßkartoffel-Pfanne mit Paranüssen

Beispiel ist aufgrund seiner kühlenden Eigenschaften im Sommer gut, im Winter sind es eher wärmende Suppen aus Knollengemüse, Kürbisgerichte oder mit Ingwer, Curry oder Nelken gewürzte Speisen, die dem Energiehaushalt unseres Körpers helfen, eine gute Balance zu finden.

Warum Bio?

Aufgrund der hohen Belastung unseres Obstes und Gemüses mit Düngemitteln, Pestiziden, Schwermetallen und anderen Stoffen ist es zu empfehlen, sich mit diesem Thema auseinanderzusetzen. Das Obst und Gemüse, das Sie in der Regel im Supermarkt erhalten, sieht zwar meistens schön aus und hält lange frisch, ist aber oft inhaltslos; Vitamine, Mineralstoffe und Spurenelemente fehlen. Auch wenn die Preise etwas höher sind, denken Sie daran, Ihre Gesundheit und Ihr späteres Lebensglück hängen von solchen Investitionen ab. In Bioobst und -gemüse zu investieren ist eine Investition in Ihre Gesundheit. Der Körper zeigt die Folgen von An-reicherungen – je nach Kondition, Konstitution und Anhäufungsmenge – meist erst nach Jahren oder Jahrzehnten. Daher ist es sicher sinnvoll, sich hin und wieder über Nahrungsmittelzusätze zu informieren. Vergessen Sie nicht: Je weniger belastete Lebensmittel Sie zu sich nehmen, desto durchlässiger und freier arbeitet Ihr gesamtes Körpersystem.

Bewusstes Essen

Umgebung

Hektik, Stress, Streit und emotionaler Aufruhr belasten die Verdauung. Genießen Sie Ihre Mahlzeit mit allen Sinnen, sehen Sie sie,

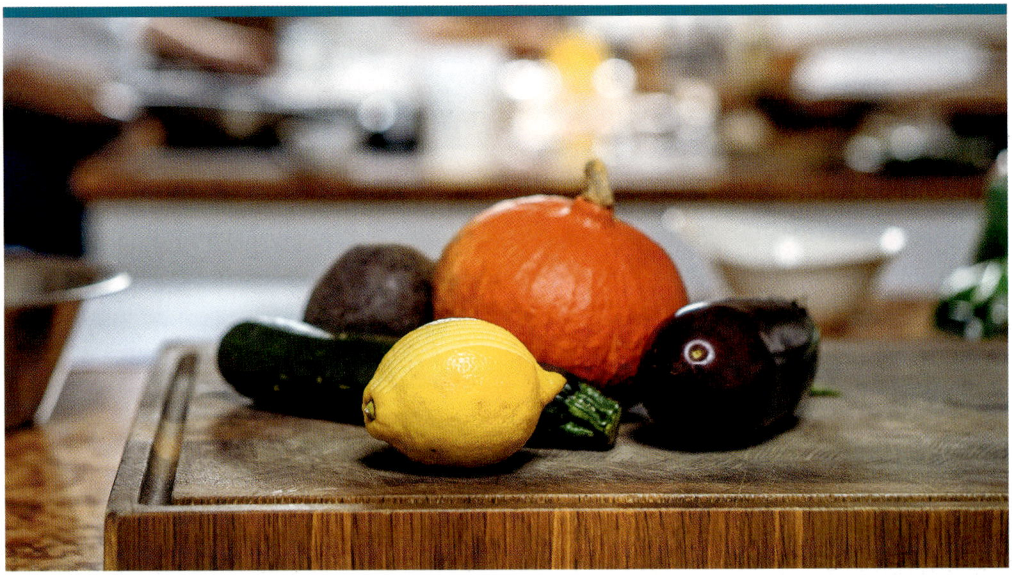

Frische Bioprodukte sind entscheidend für eine gute Detox-Ernährung.

riechen Sie sie und lassen Sie sie auf der Zunge zergehen. Je mehr Sie es schaffen, bewusst zu essen und sich dabei nicht durch anderes ablenken zu lassen, durch Fernsehen, Zeitung, Telefonieren o. Ä., desto gesünder und bekömmlicher ist die Mahlzeit. Nicht zu den oben aufgezählten, zu vermeidenden »Ablenkmanövern« gehört eine harmonische, ruhige Gesellschaft. Die dürfen Sie sich gerne jederzeit gönnen!

Verfassung

Wie geht es mir körperlich, geistig und seelisch, wenn ich vor meinem Teller sitze? Auch unsere aktuelle Verfassung hat einen großen Einfluss darauf, wie wir Nahrung verdauen können und wie sie wirkt. Sind wir z. B. am Abend nach der Arbeit müde und erschöpft, kann der Körper nicht mehr gut verdauen. Sind Sie gereizt oder wütend und trinken Kaffee, reagiert häufig der Magen mit Druck. Andererseits kann eine gute Verfassung auch belebend sein und sich förderlich auf die Verdauung auswirken. So vertragen wir im Urlaub oft Speisen, die wir zu Hause nicht so gut verdauen können. Tipp: Nehmen Sie sich zu Beginn des Essens etwas Zeit, konzentrieren Sie sich einen Moment, bevor Sie zum Besteck greifen, und beginnen Sie Ihre Mahlzeit ganz in Ruhe.

Hier ein paar hilfreiche Fragen, die Sie sich selbst vor, während und nach dem Essen stellen können:

Vor dem Essen

- Zunächst die vielleicht wichtigste Frage: Bin ich wirklich hungrig? Horchen Sie aufmerksam in sich hinein und essen Sie wirklich nur dann, wenn Sie wirklich hungrig sind und die vorherige Mahlzeit ganz verdaut ist. Das dauert in der Regel etwa 5 Stunden.
- Muss ich auf die Toilette gehen? Blase und Darm sollten vor dem Essen geleert sein, damit sie Platz für Neues haben.
- Wie ist meine Umgebung? Angenehme Musik, Gesellschaft und Umgebung unterstützen eine gute Verdauung, sogenannte Ablenkmanöver (wie Handy oder TV) wirken entgegengesetzt.
- Sitze ich gut und aufrecht? Wenn ja, kann die Verdauung besser arbeiten.

Während des Essens

- Reicht die Menge? Horchen Sie auch während des Essens aufmerksam in sich hinein. Oftmals ist man viel früher satt, als man sich bewusst ist. Der Magen ist nicht viel größer als die Schale, die Ihre Hände formen, wenn Sie sie aneinanderlegen. Optimalerweise ist der Magen nie mehr als zu zwei Dritteln mit Nahrung gefüllt.
- Nehme ich mir Zeit? Essen Sie langsam. Kauen Sie jeden Bissen mindestens zehn- bis zwanzigmal, bevor Sie ihn schlucken.
- Habe ich Durst? Idealerweise sollten Sie zum Essen gar nichts trinken. Wenn Sie trotzdem großer Durst quält, nehmen Sie am besten warme Getränke zu sich – so viel wie nötig, so wenig wie möglich.

Nach dem Essen

- Wie geht es mir jetzt? Habe ich das Gefühl, mich nach dem Essen ausruhen zu müssen? Oder habe ich Lust, mich zu bewegen? Gehen Sie Ihrem Gefühl nach! Idealerweise legen Sie sich bei Ruhebedürfnis für etwa eine Viertelstunde auf die linke Seite. Oder Sie machen einen kleinen Spaziergang an der frischen Luft – auch das ist eine gute Unterstützung für Ihre Entgiftungsorgane.

- Ein Hinweis noch: Versuchen Sie in jedem Fall schwere Arbeit, Übungen oder anstrengendes Denken für etwa 30 Minuten nach dem Essen zu vermeiden. Der Körper hat in dieser Zeit genug mit der Verdauung zu tun und sollte sich von anderen anstrengenden Tätigkeiten erholen dürfen.

Körpergewicht und Psyche

Viele Menschen essen mehr als nötig. Essen kann auch ein Kompensationsmittel sein, um Gefühle, sexuelle Spannungen oder schmerzhafte Aspekte des Lebens zu unterdrücken. Auswahl und Menge der bevorzugten Nahrungsmittel werden dann oft nicht von der Vernunft, sondern von Gefühlen und Lebensbedingungen bestimmt. Fett kann zu einem wirksamen Panzer vor menschlicher Nähe und Zuwendung werden. In den überschüssigen Fetten werden nicht nur sehr viele Schlacken gespeichert, sondern auch negative Emotionen wie Schuld, Einsamkeit, Selbsthass, Depressionen, Hilflosigkeit, Ärger, Angst vor anderen, Angst vor sich selbst oder Selbstmitleid. Egal, was dahinter steckt: Wer mehr isst, fühlt sich oft besser, denn beim Aufbau von Fettgeweben werden auch Endorphine gebildet, die nach dem Essen das Gefühl von Zufriedenheit und innerer Ruhe vortäuschen, dies gilt besonders für ungesunde Nahrungsmittel wie Fast Food, Süßigkeiten und Co.
Aber auch eine extrem asketische Ernährungsweise ist kontraproduktiv, da sie lebensverneinend ist und den Fokus auf den Mangel richtet. Wie immer gilt es, eine gesunde Balance zwischen zu viel und zu wenig zu finden. Es geht darum, lebensverneinende Gedanken und Muster loszulassen und zu transformieren, dann gehen auch überschüssige Fettschichten und Schlackenstoffe und (mehr) Leichtigkeit und Freude können wieder ins Leben kommen. Dazu benötigt es manchmal auch therapeutische Unterstützung.
Einige Nahrungsmittel und Gewürze sind zur Gewebereduzierung ganz besonders gut geeignet und zeichnen sich durch besondere Eigenschaften aus, die den Prozess der Gewichtsreduktion effizient unterstützen. So rät die ayurvedische Ernährungstherapie zum regelmäßigen Verzehr von Mungbohnen, um einen schnellen Erfolg zu erzielen. Weitere wichtige Nahrungsmittel in der Diät stellen Blattgemüse wie Spinat, Mangold und Chicorée, ausleitende Gemüse wie Spargel oder Sellerie sowie alle herben Kräuter und Gewürze dar. Diät ist nicht Verzicht, sondern unsere Nahrung.

Einzelne Organe gezielt entgiften

Um einzelne Organe gezielt über die Nahrungsaufnahme zusätzlich zu pushen, hier einige Vorschläge, welche Lebensmittel Sie dabei unterstützen können:

Leber

Wenn Sie Ihrer Leber Gutes tun wollen, essen Sie viel Kohl, Sprossen, Brokkoli, Rote Bete, Grapefruit, Bittersalate (Radicchio, Rucola), Spargel (der absolute Detox-Star) und/oder Artischocke. An Säften eignen sich besonders

Karotte, Rote Bete, Ingwer, Grapefruit, an Kräutertees Löwenzahnwurzel- und Disteltee. Starten Sie jeden Tag mit einer Tasse warmem Wasser mit einer halben ausgepressten Zitrone.

Nieren

Um die Nieren zu entgiften, empfiehlt es sich, viele Kirschen, Preiselbeeren, Sellerie, Spargel, Knoblauch, Lauch und grüne Bohnen zu essen sowie Sellerie und Gurke als Saft zu sich zu nehmen. Kräutertees aus Löwenzahnblättern und Brennnessel unterstützen die Entgiftung der Nieren.
Legen Sie ein paar vegetarische Tage ein – Hülsenfrüchte, Nüsse und Samen enthalten ausreichend Eiweiß, um den täglichen Bedarf zu decken.

Haut

Für reine, klare Haut sorgen Kürbiskerne, Petersilie, Knoblauch, Süßkartoffel, Ingwer, Hafer, Leinsamen. Karotten-, Rote-Bete- und Zitronensaft tun ihr Übriges und Kräutertees aus Brennnessel, Klettenwurzel oder Rotklee ebenfalls. Um die Durchblutung der Haut zu fördern, versuchen Sie eine Reibemassage (siehe Kapitel 4).

Lunge

Wenn Sie Ihrer Lunge etwas Gutes tun wollen, nehmen Sie Zwiebeln, Aprikosen, Mandeln, Kürbis, Avocados, Olivenöl, Ingwer, Thymian und Walnüsse zu sich und trinken Sie Saft aus Karotten, Ingwer, Beeren sowie Kräutertees (Thymian, Ingwer, Süßholz).
Tiefes Ein- und wieder Ausatmen unterstützt die Entgiftung der Lungen ebenfalls.

Lymphatisches System

Ihr lymphatisches System schätzt besonders Ingwer, Knoblauch, Karotten, Orangen, Zitronen, Shiitake-Pilze und Paranüsse sowie Säfte aus Ananas, Apfel, Beeren, Rote Bete und Zitronen. Trinken Sie Kräutertees (Ringelblume, Echinacea, Rotklee, Brennnessel).
Außerdem: Bewegung, Bewegung, Bewegung! Anregungen dazu im Kapitel 3 »Bewegungspraxis«.

Darm

Zur Darmentschlackung eignen sich besonders Linsen, Rote Bete, Nüsse, Birnen, Orangen, Pflaumen, Feigen, Ingwer und Bananen. Zitronen-, Apfel- und Birnensaft sowie Kräutertees aus Ingwer, Pfefferminze und Fenchel helfen ebenfalls bei der Entgiftung.
Wenn Sie unter Darmträgheit oder Verstopfung leiden, starten Sie den Tag mit einer Tasse heißem Wasser und essen Sie morgens auf nüchternen Magen eingelegte Trockenpflaumen.

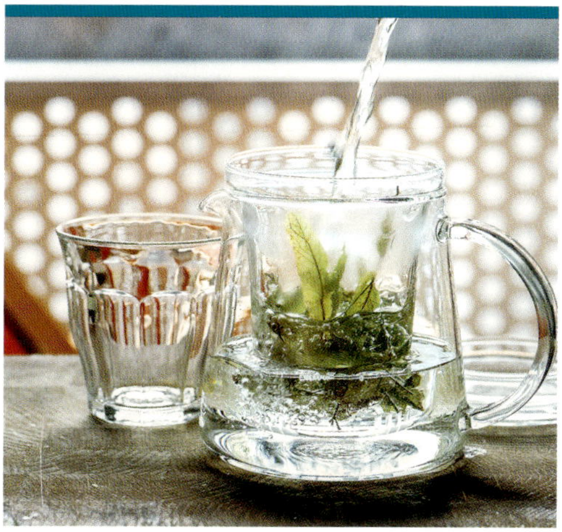

Lindenblütentee

Die wichtigsten Tipps für eine gesunde Detox-Ernährung auf einen Blick

- Bevorzugen Sie möglichst naturbelassene, frische, saisonale, lokale Nahrungsmittel in Bioqualität.
- Achten Sie auf gesunde Fette. Sie unterstützen den Reinigungseffekt (Ghee, Olivenöl, Leinöl, Kokosfett, Avocado, Nüsse). Verwenden Sie Ghee oder Kokosnussfett zum Kochen und Braten.
- Trockenpflaumen über Nacht in Wasser einweichen. Pflaumen morgens essen, das Wasser, in dem sie eingelegt waren, trinken. Sorgt für eine gute Verdauung und verjüngt.
- Meiden Sie Kuhmilchprodukte. Bei Appetit auf Käse greifen Sie zu Schafs- oder Ziegenkäse.
- Schränken Sie den Genuss von Nahrungsmitteln, die den Organismus belasten, weitestgehend ein (Zucker, Weißmehl, Weizen, Alkohol, Kaffee, Fertiggerichte, tierisches Eiweiß).
- Drei Mahlzeiten am Tag sind in der Regel ausreichend.
- Meiden Sie Zwischenmahlzeiten, um die Fettverbrennung zu unterstützen.
- Den Magen nur zu zwei Drittel füllen. Achtung, der Magen ist in der Regel nicht größer als eine Pampelmuse!
- Nach 19.00 Uhr am besten nichts mehr essen, vor allem nichts »Schweres«.
- Achten Sie darauf, das Essen den Jahreszeiten und Ihrer aktuellen körperlichen Verfassung anzupassen.
- Nehmen Sie nur wenig Salz, würzen Sie mehr mit frischen Kräutern (z. B. Rosmarin, Thymian, Salbei, Ingwer, Basilikum, Kurkuma, Koriander).
- Zur Unterstützung des Körpers bei der Verdauung können Sie nach dem Essen einen kleinen Spaziergang machen oder sich kurz ausruhen (linke Körperseite, erleichtert dem Körper die Ausscheidung, für etwa 5 bis 15 Minuten).
- Zur dauerhaften Gewichtsabnahme sollten Sie nach dem Mittagessen keine Kohlenhydrate mehr zu sich nehmen und einmal pro Woche einen »soften Detox-Tag« einlegen.
- Achten Sie genau darauf, was und wie viel Ihr Körper wirklich zu sich nehmen will.
- Stilles Wasser (Raumtemperatur) und Kräutertees sind bekömmlicher als Sprudelwasser, da sie den Stoffwechsel nicht belasten, das Bindegewebe stärken und die Kollagenfasern fest und jung halten.
- Vor, während und nach dem Essen nichts oder nur wenig trinken, da sonst die Verdauungssäfte verdünnt werden und die Verdauung aus ayurvedischer Sicht erschwert wird.
- Trinken Sie besser über den ganzen Tag verteilt etwa 8 Gläser Wasser.

Detox-Rezepte

Alle Rezepte sind, soweit nicht anders angegeben, für eine Person zusammengestellt. Versuchen Sie nach Möglichkeit, die Zutaten für die Rezepte aus organischem Anbau zu beziehen.

Frühstück

Dinkelbrei

1 TL Ghee
2–3 EL Dinkelflocken
150 ml Hafermilch
1 Prise gemahlener Kardamom
1 TL Kokosflocken

Das Ghee in einem kleinen Topf erhitzen und die Dinkelflocken leicht rösten. Die Hafermilch zugeben, Kardamom und Kokosflocken unterrühren. Alles bei kleiner Hitze etwa 5 Minuten köcheln lassen, bis das Ganze eine breiige Konsistenz bekommt. Warm servieren.

Haferbrei mit Trockenfrüchten

1 TL Ghee
2–3 EL feine Haferflocken
150 ml Mandelmilch
2 EL Trockenfrüchte, klein geschnitten (je nach Geschmack z. B. Datteln, Aprikosen, Rosinen)
½ TL Zimt

Das Ghee in einem kleinen Topf erhitzen und die Haferflocken leicht darin rösten. Dann die Mandelmilch zugeben und die Trockenfrüchte unterrühren, bis eine breiige Konsistenz entsteht. Bei kleiner Hitze etwa 5 Minuten köcheln lassen, zum Schluss den Zimt unterrühren und warm servieren.

Pflaumen-Walnuss-Müsli

1 Apfel
5 Trockenpflaumen
2 EL Walnüsse, grob gehackt
125 ml Pflanzenmilch (z. B. Hafer oder Dinkel)
1 TL Zimt

Den Apfel waschen, das Kerngehäuse entfernen und das Fruchtfleisch in kleine Würfel schneiden. Trockenpflaumen vierteln und mit den gehackten Walnüssen zu den Äpfeln geben. Die Pflanzenmilch über die Früchte geben und den Zimt darüberstreuen. Vor dem Verzehr alles mit einem Löffel vermengen.

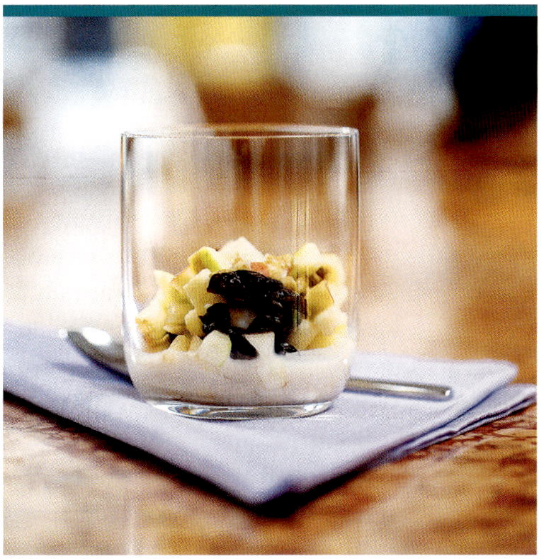

Pflaumen-Walnuss-Müsli

Amaranth mit Brombeeren

60 g gepuffter Amaranth
150 ml Mandelmilch
abgeriebene Schale von 1 Bio-Zitrone
1 TL Ahornsirup
100 g Brombeeren

Amaranth, Mandelmilch und Zitronenschale in einen kleinen Topf geben, erhitzen und kurz köcheln lassen. Etwas abkühlen lassen, Ahornsirup untermengen und zum Schluss mit Brombeeren garnieren. Alternativ kann man auch alle Zutaten wie bei einer Lasagne übereinander in ein Glas schichten.

Grießbrei

1 TL Ghee
50 g Dinkelgrieß
1 Prise Kardamom,
1 EL Rosinen
etwas Stevia (nach Geschmack)

Das Ghee in einer Pfanne erhitzen, den Grieß bei kleiner Hitze anrösten, 200 ml warmes Wasser unterrühren und alles zum Kochen bringen, abdecken und 5 Minuten quellen lassen. Wenn der Brei zu fest wird, noch etwas Wasser zugeben. Kardamom, Rosinen und bei Bedarf Stevia zum Süßen verwenden, das Ganze noch einmal kurz aufkochen und dann warm genießen.

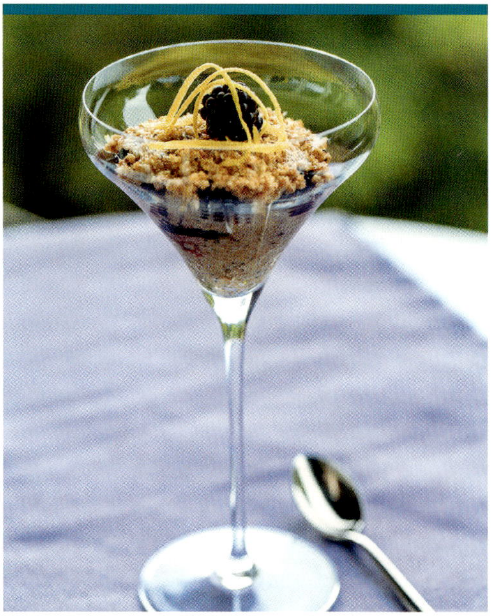

Amaranth mit Brombeeren

TIPP Der Geschmack wird cremiger, wenn Sie anstelle von Wasser Pflanzenmilch zum Aufgießen nehmen.

Frühstückssmoothie

Ergibt etwa 1 Liter

1 Bund Petersilie
½ Gurke
½ Apfel
½ Banane
½ Zitrone
1 kleines Stück Ingwer
1 TL Leinöl

Die Petersilie gut waschen. Gurke waschen und in grobe Stücke schneiden. Apfel vierteln (gerne mit Kerngehäuse verwenden), Banane schälen und in Stücke schneiden. Halbe, geschälte Zitrone, Ingwer, Leinöl und 1 bis 2 Tassen Wasser mit Gemüse und Obst in den Mixer geben. Zuletzt die Petersilie hinzufügen und so lange mixen, bis der Smoothie schön cremig ist.

Mittagessen

Spargel-Kohlrabi-Gemüse

3–4 Portionen

1 Bund grüne oder weiße Spargelstangen
1 Kohlrabi
1 Kartoffel
1 EL Ghee
½ TL Knoblauch, fein gehackt
½ TL frischer Ingwer, fein gehackt
etwas Schwarzer Pfeffer
1 kleine Tasse Gemüsesaft
2 kleine Tomaten
4 EL Mandelsahne
1 TL Thymian
1 TL Oregano
1 TL Dill

Den Spargel schälen und in etwa 5 cm lange Stücke schneiden, den Kohlrabi schälen und in 5 mm dicke Stifte schneiden, die Kartoffel schälen und in Würfel schneiden. In einer Pfanne das Ghee erhitzen, Knoblauch, Ingwer und Schwarzen Pfeffer im Ghee zunächst anschwitzen, dann das geschnittene Gemüse zugeben, mit Gemüsesaft aufgießen und 10 Minuten köcheln lassen. In der Zwischenzeit die Tomaten klein schneiden, dann die Mandelsahne unter das Pfannengemüse rühren und weitere 3 Minuten köcheln lassen. Zum Schluss die frischen Kräuter (Thymian, Oregano, Dill) und die Tomatenwürfel untermengen.

Mandel-Rosinen-Brokkoli

300 g Brokkoli, in Röschen aufgeteilt
1 EL Ghee
30 g Mandelblättchen, geröstet
1 gehäufter EL Rosinen
jodiertes Meersalz
Schwarzer Pfeffer aus der Mühle
1 EL Zitronensaft

Den Brokkoli in etwas Wasser bissfest kochen, dann abtropfen lassen. Das Ghee in einer Pfanne zum Schmelzen bringen, die Mandelblättchen rösten und die Rosinen etwa 1 Minute mitanbraten, daraufhin den Brokkoli zugeben und in den Rosinen und Mandeln wenden. Mit etwas Salz, Pfeffer und Zitronensaft abschmecken.

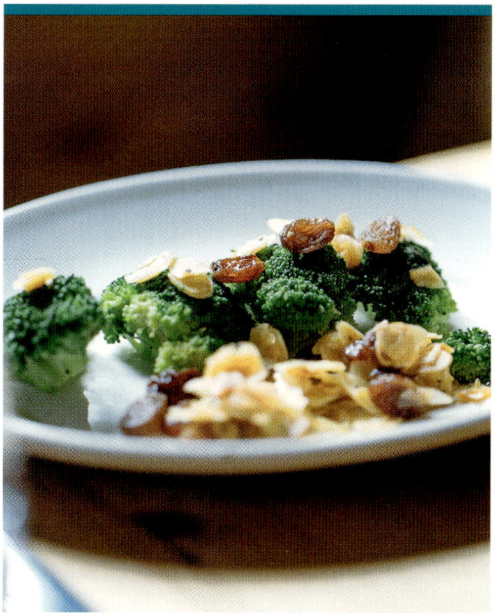

Mandel-Rosinen-Brokkoli

Frisches Gemüse in Kokosmilch

3 Portionen

½ Aubergine
100 g Blattspinat
½ rote Paprikaschote
50 g Weißkraut
50 g Sojasprossen
100 g Zuckerschoten
1 Schalotte
1 Stück frischer Ingwer
1 Knoblauchzehe
etwas Kokosfett zum Braten
1 kleine Dose Kokosmilch (200 ml)
1 Handvoll frische Korianderblättchen

Das Gemüse waschen und putzen, die Aubergine in Würfel schneiden, vom Spinat grobe Stile abzwicken, Paprika und Kraut in feine Streifen scheiden, Sprossen gut abtropfen lassen, Schalotten, Ingwer sowie Knoblauch schälen und hacken. Die Aubergine im Kokosfett anbraten, dann die Zuckerschoten, das Kraut und die Paprika zugeben. Zunächst Ingwer, Knoblauch und Schalotten unterrühren, dann den Spinat und die Sprossen zugeben. Die Kokosmilch dazugießen, das Ganze 5 Minuten köcheln lassen, mit Koriander bestreuen. Dazu passt eine kleine Portion Vollkornreisnudeln.

Kichererbsenragout

3 Portionen

2 Karotten
1 große Zwiebel
1 EL Ghee
2 EL Hafersahne
Kurkuma, Kreuzkümmel, Currypulver
etwas frisch gepresster Zitronensaft
1 Glas Kichererbsen, abgetropft
1 Handvoll frische Petersilie

Die Karotten waschen, schälen und in dünne Scheiben schneiden. Die Zwiebel schälen und in feine Würfel hacken. Das Ghee in der Pfanne erhitzen, die Gewürze darin anbraten, die Karotten und die Zwiebel zugeben, 4 Minuten anbraten, die Hafersahne hinzufügen und bei Bedarf etwas Wasser zugießen. Dann die Kichererbsen hinzufügen und das Ganze unter Rühren weitere 5 Minuten köcheln lassen, bis die Karotten weich, aber bissfest sind. Mit Zitronensaft beträufeln und mit frischer Petersilie bestreuen. Dazu passt Naturreis.

Spinatrisotto mit Pinienkernen

1–2 Portionen

100 g Vollkornreis
1 Zwiebel, 1 Knoblauchzehe
2 EL Kokosfett
100 g Babyspinat
etwas Steinsalz
Schwarzer Pfeffer aus der Mühle
20 g Pinienkerne
1 EL Zitronensaft, frisch gepresst

Den Reis in einem Topf mit leicht gesalzenem Wasser etwa 35 Minuten kochen. In dieser Zeit die Zwiebel und den Knoblauch schälen und klein schneiden, Kokosfett in der Pfanne erhitzen und Zwiebel und Knoblauch darin andünsten. Den Spinat gründlich waschen, trocknen, hacken und dann in die Pfanne geben. Zwei Minuten anbraten, mit etwas Salz und Pfeffer würzen. Den Reis unterheben, Pinienkerne in einer Pfanne ohne Öl anrösten, über das Risotto geben und etwas Zitronensaft hinzufügen.

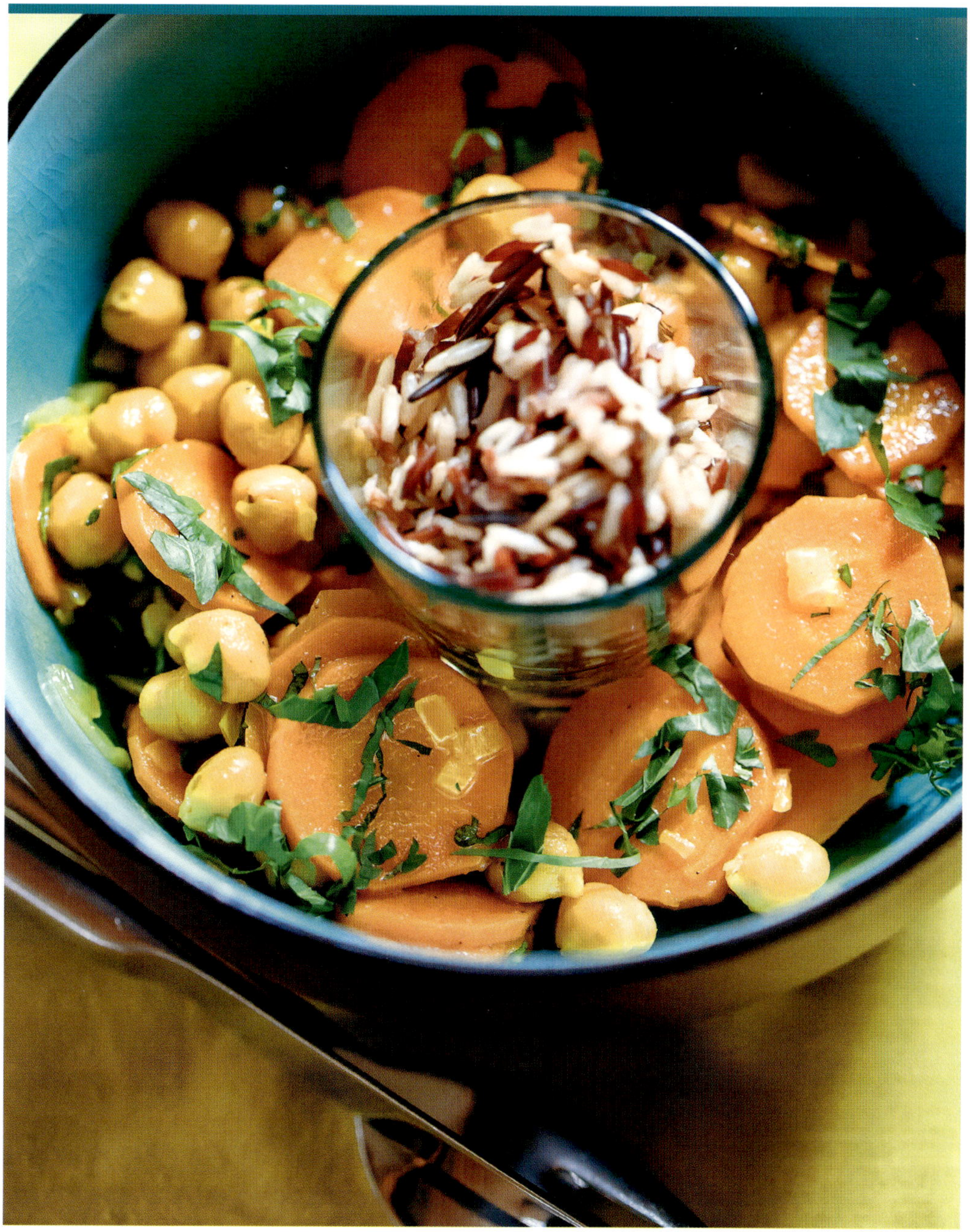

Kichererbsenragout

Bohnen-Süßkartoffel-Pfanne mit Paranüssen

3 Portionen

1 Zwiebel
1 Knoblauchzehe
1 EL Ghee
40 g Paranüsse, grob gehackt
350 g Süßkartoffeln
300 g Lauch
etwas Steinsalz
1 Prise Cayennepfeffer
½ TL Agavendicksaft
2 EL Zitronensaft, frisch gepresst
150 g frische grüne Bohnen
1 EL Kokosfett
1 Prise Paprikapulver

Die Zwiebel schälen und würfeln, Knoblauchzehe schälen und fein hacken. Ghee in einer großen Pfanne schmelzen, Zwiebeln und Knoblauch darin zusammen mit den Paranüssen andünsten. Süßkartoffeln schälen und in Würfel schneiden, zu den Zwiebeln geben und kurz mitschmoren. 200 ml Wasser angießen und bei geschlossenem Deckel etwa 10 Minuten köcheln lassen. Lauch putzen, in Ringe schneiden, zu den Kartoffeln geben und weitere 5 bis 10 Minuten garen. Gemüse mit Salz, Cayennepfeffer, Agavendicksaft und Zitronensaft abschmecken. Bohnen putzen, waschen und halbieren, in einer weiteren Pfanne in heißem Kokosfett anbraten, mit Paprikapulver würzen und über die Süßkartoffelpfanne geben.

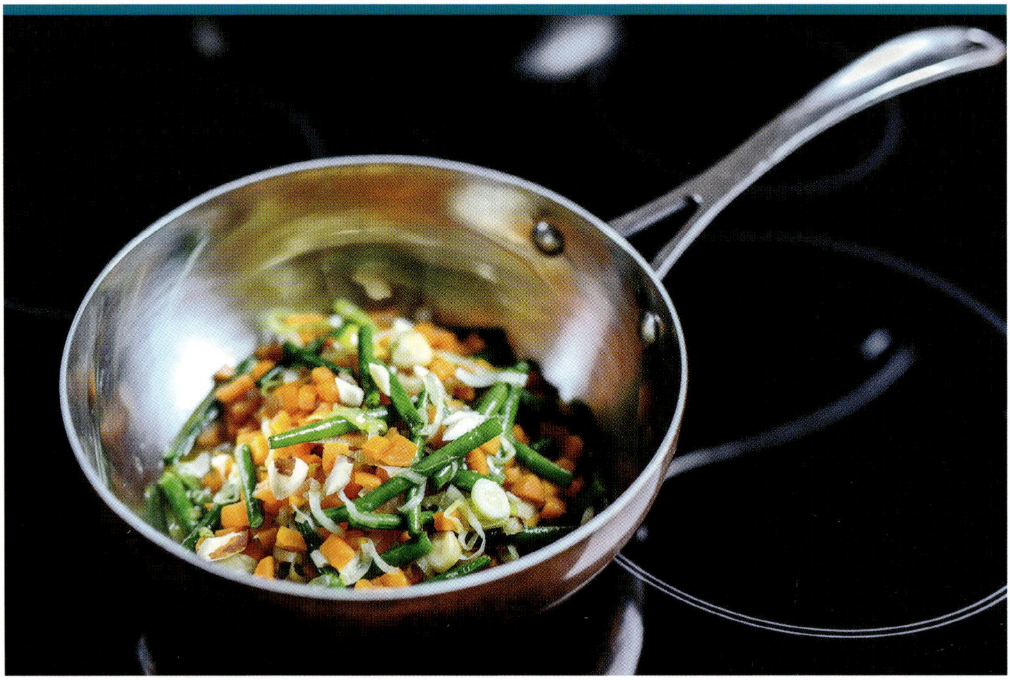

Bohnen-Süßkartoffel-Pfanne mit Paranüssen

Abendessen

Cremige Rote-Bete-Suppe

2 Portionen

1 Zwiebel
300 g Rote Bete, ungekocht
1 EL Ghee
1 TL frischer Ingwer, klein geschnitten
1 Prise Zimt
1 Prise Muskat
1 Prise gemahlene Nelken
1 kleine Dose Kokosmilch
1 Prise Steinsalz
Schwarzer Pfeffer aus der Mühle
2 EL frischer Zitronensaft
frischer Basilikum

Die Zwiebel schälen und klein schneiden. Die Rote Bete ebenfalls schälen und in Würfel schneiden, das Ghee in einem Topf erhitzen und zunächst die Zwiebeln darin andünsten, dann die Gewürze (Ingwer, Zimt, Muskat, Nelken) einstreuen. Die gewürfelte Rote Bete zugeben, umrühren und kurz anbraten. Mit Kokosmilch aufgießen und 10 Minuten kochen lassen. Dann pürieren, evtl. mit Salz, Pfeffer und Zitronensaft würzen und mit frischem Basilikum genießen.

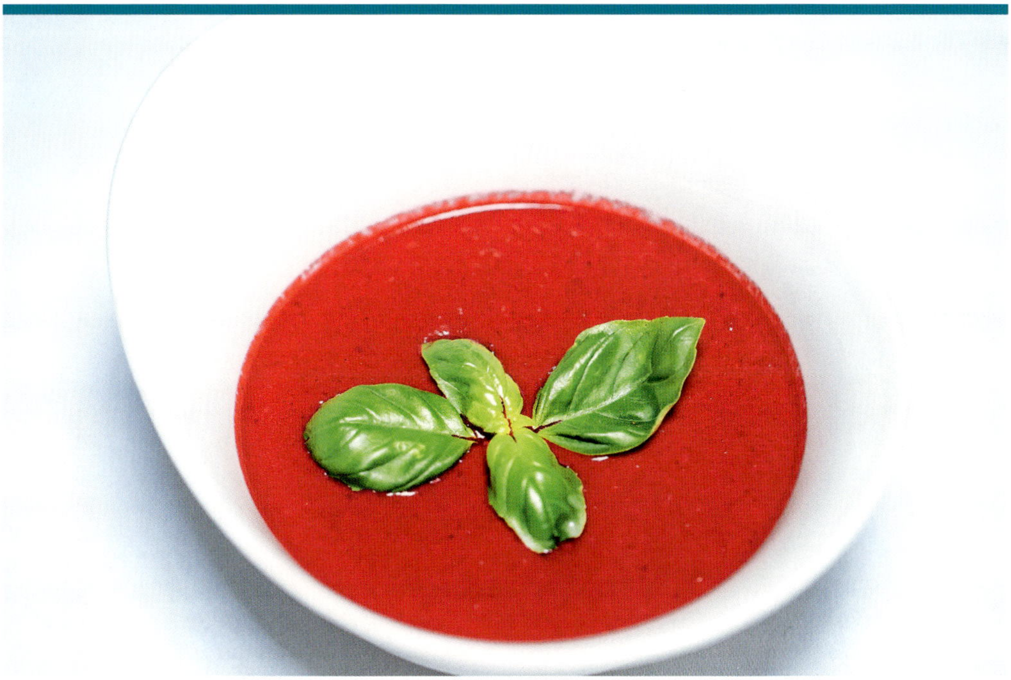

Cremige Rote-Bete-Suppe

Zucchini-Gurken-Suppe

1–2 Portionen

½ Gurke
1 Zucchini
½ Chilischote
½ Knoblauchzehe
½ TL frischer Zitronensaft
1 TL Grieß
1 TL ungeschälter Sesam
1 TL Petersilie, gehackt

Gurke und Zucchini waschen und grob schneiden. Chilishote waschen, halbieren und die Kerne entfernen. Knoblauch schälen und fein hacken. 300 ml Wasser zum Kochen bringen, Gemüse mit Chilischote, Knoblauch und Zitronensaft zugeben und 10 Minuten kochen lassen. Dann den Grieß einrühren, pürieren und 5 Minuten ausquellen lassen. In der Zwischenzeit den Sesam in einer Pfanne ohne Öl anrösten. Den Grieß mit Sesam und Petersilie garnieren.

Mungbohnensuppe

2 Portionen

2 Tassen grüne Mungbohnen
2 TL Ghee oder Sesamöl
½ TL Asant/Teufelsdreck
1 TL frischer Ingwer
1 TL Kreuzkümmel
1 TL Koriander
1 TL Kurkuma
2 Lorbeerblätter
etwas Steinsalz

Die Mungbohnen über Nacht einweichen lassen, danach das Wasser abgießen und die Bohnen abspülen. Ghee oder Sesamöl erhitzen. Asant, Kreuzkümmel, Koriander, Kurkuma, Lorbeerblätter darin anrösten. Die gewaschenen Mungbohnen mit dem frischen Ingwer hinzugeben, mit Wasser im Verhältnis 1:4 aufgießen (sechs- bis achtfache Menge) und etwa 40 Minuten köcheln lassen. Bei Bedarf immer wieder etwas Wasser zugeben. Nach Belieben mit dem Stabmixer pürieren, dann wird die Suppe cremiger. Mit etwas Salz abschmecken.

Tipp: Diese Suppe ist ein ideales Abendessen. Mit ihr können Sie Körper und Geist entlasten, die Verdauung stärken, Toxine lösen und ausschwemmen und somit den Stoffwechsel sanft anschieben. Um diesen Effekt zu intensivieren, können Sie einmal pro Woche einen ganzen Tag lang nur Mungbohnensuppe essen.

Kürbissuppe

2–3 Portionen

400 g Hokkaidokürbis
½ Stange Lauch
½ Knolle Sellerie
1 säuerlicher Apfel
1 EL Ghee
1 TL Curry
1 TL frischer Ingwer
½ TL Koriander
2 EL frisches Basilikum

Kürbis, Lauch, Sellerie und Apfel waschen, putzen und in kleine Stücke schneiden. Ghee in einer Pfanne erhitzen. Lauch darin andünsten, dann die Gewürze. Kürbis, Sellerie und Apfel zugeben, einige Minuten andünsten und so mit etwa 400 ml Wasser aufgießen, dass das Gemüse bedeckt ist. 20 Minuten kochen, dann pürieren. Je nach Geschmack noch etwas Wasser zugeben und mit Basilikum bestreut servieren.

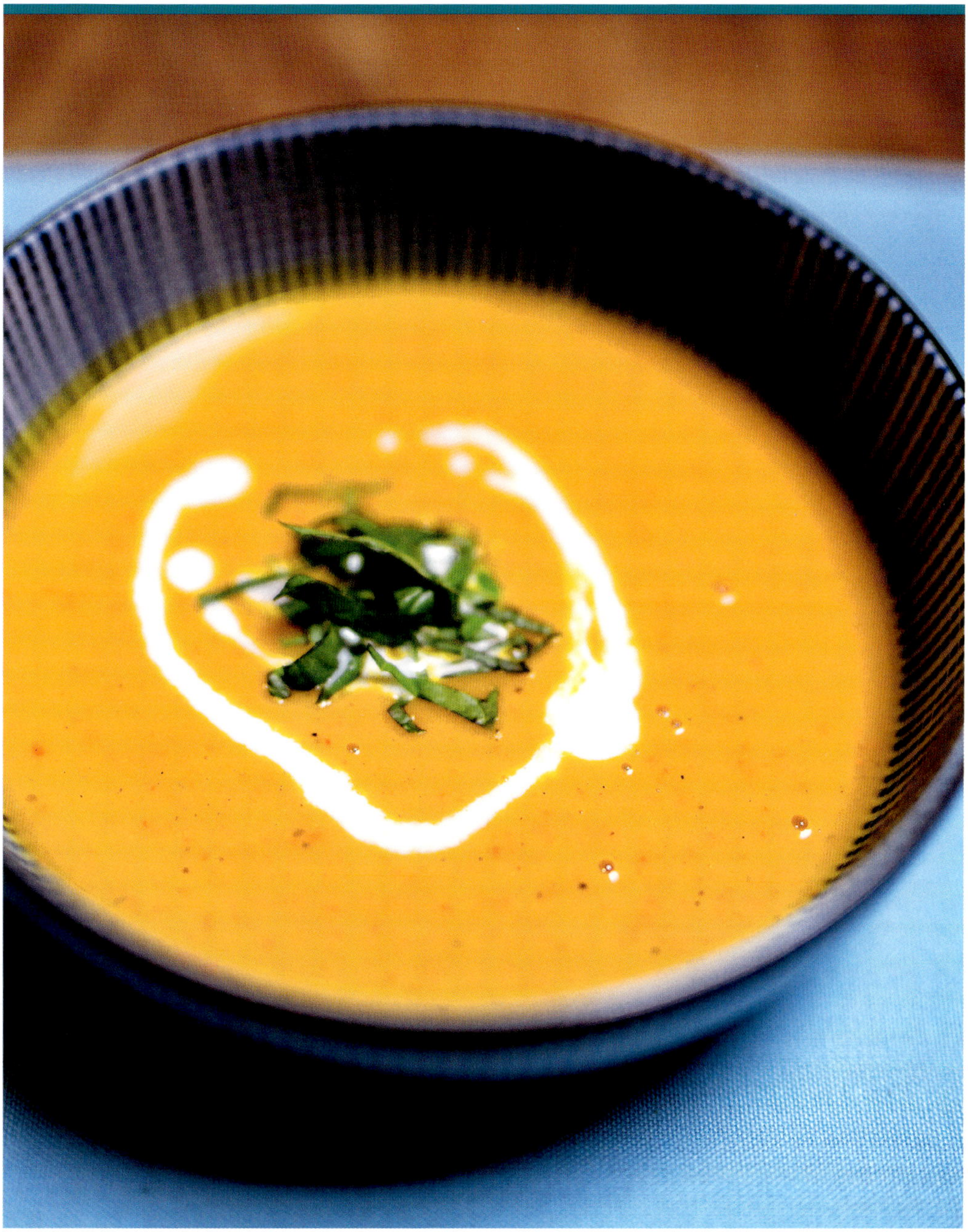

Kürbissuppe

Getränke

Ayurvedische Heiß-Wasser-Therapie

Eines der wichtigsten Heilmittel im Ayurveda ist das Trinken von heißem Wasser. Es wird als therapeutische Anwendung eingesetzt, um den Körper von innen zu reinigen und zu stärken. Die Geschmackswahrnehmung wird auf diese Weise sensibilisiert, da die Geschmacksknospen auf der Zunge durch das heiße Wasser gereinigt werden. Heißes Wasser entfernt Schlacken und Stoffe, die durch kaltes Wasser oder andere Getränke nicht ausgeschwemmt werden.

Kochen Sie das Wasser 15 Minuten, dann warten Sie, bis sich der Kalk abgesetzt hat. So wird das Wasser reiner und weicher. Durch das lange Kochen verändert sich das Wasser so, dass es von den Zellen leichter aufgenommen werden kann. Neben der reinigenden Wirkung stärkt die Heiß-Wasser-Therapie auch das Immunsystem. Heißes Wasser ist das natürlichste Heilmittel überhaupt – und mit Abstand das einfachste und preisgünstigste. Da die Wirkung von Ayurvedawasser nicht zu unterschätzen ist, sollten Sie beim Detoxen zu Hause davon allerdings nicht mehr als einen halben Liter pro Tag zu sich nehmen. Hören Sie auf die Signale Ihres Körpers.

Ingwer-Zitronen-Wasser

Zur Herstellung von Ingwer-Zitronen-Wasser mischen Sie den Saft einer Zitrone mit 2 Gläsern abgekochtem heißen Wasser und geben 1 TL klein geschnittene Ingwerwurzel dazu.

Trinken Sie am Vor- oder Nachmittag ein Glas dieses Getränks, das Sie bei Bedarf mit etwas Honig süßen können, allerdings erst, wenn der Tee auf mindestens 40 °C abgekühlt ist.
Diese Mischung entschlackt und befreit den Körper von Giftstoffen und unterstützt die Verdauung.

Lindenblütentee

Schwitzen reinigt den Körper von Giftstoffen. Zur Anregung der Schweißbildung eignet sich Lindenblütentee. Für eine Tasse Tee überbrühen Sie einen Teelöffel Lindenblütentee mit heißem Wasser. Lassen Sie den Tee einige Minuten ziehen.

Entgiftungssmoothie

Ergibt etwa 1 Liter

3 Tassen Beeren (Heidel-, Brom-, Him-, Johannis-, Preiselbeeren)
1 Rote Bete, vorgegart
1 Stange Sellerie
Abrieb und Saft von 1 Bio-Limette
einige zarte Melissenblätter

Die Beeren waschen und verlesen. Die Rote Bete in Stücke schneiden. Den Sellerie schälen und ebenfalls in Stücke schneiden. Gemüse und Beeren mit dem Abrieb der Limette, einem Spritzer Limettensaft, 1 bis 2 Tassen Wasser und den Melissenblättern in den Mixer geben und pürieren, bis der Smoothie schön cremig ist.

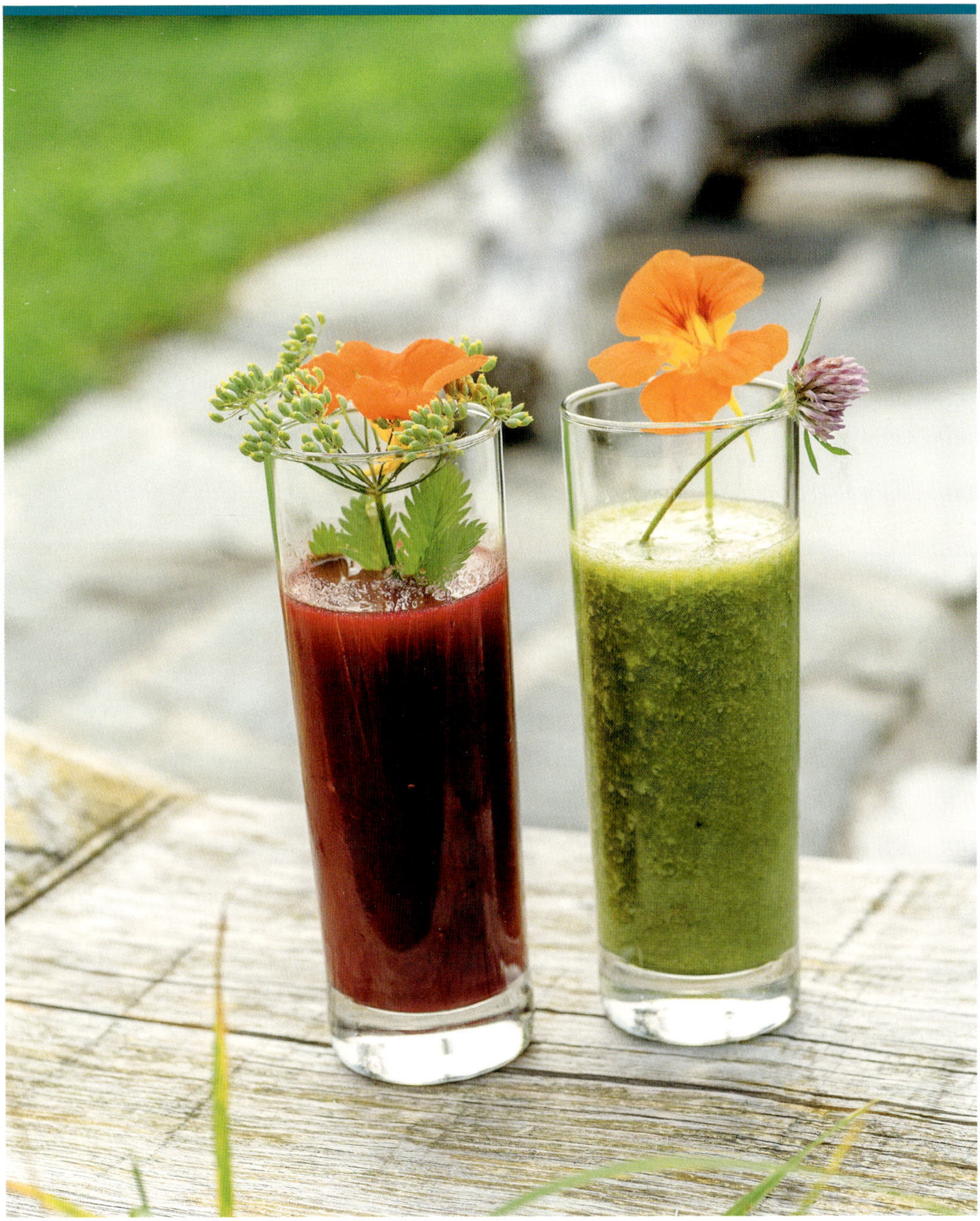

Ideal zum Detoxen: roter und grüner Smoothie. Das Verhältnis von Gemüse zu Obst sollte für einen Smoothie mindestens 70 : 30 sein.

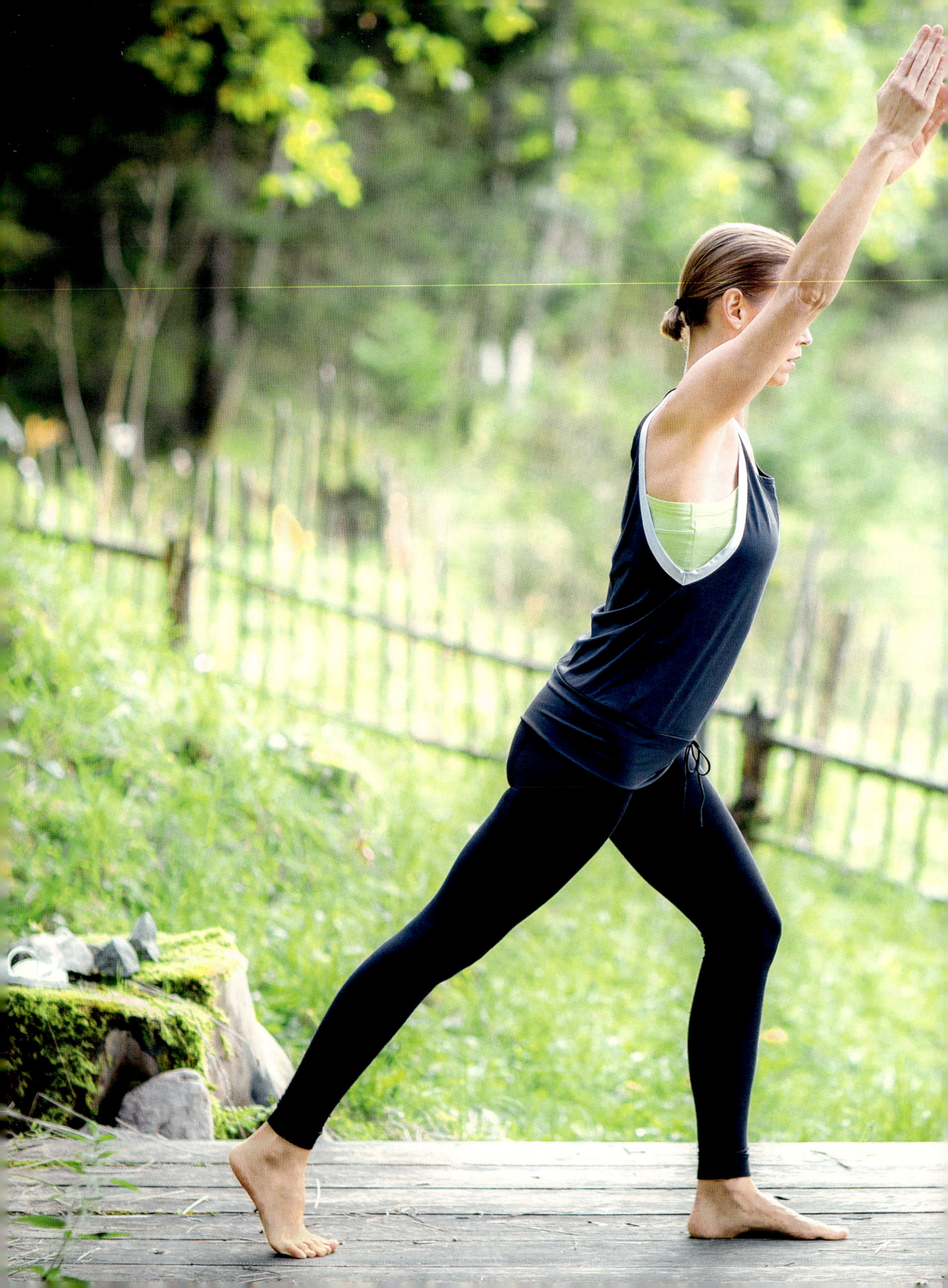

Detox-Bewegungspraxis zur optimalen Entgiftung

Unser Körper hat die wunderbare Fähigkeit, sich selbst zu entgiften, wenn wir die dazu nötigen Bewegungen erlauben. Er ist ein Spiegel unserer Gedanken und Überzeugungen. Wer sich mit seinem Körper beschäftigt, wird feststellen, dass vieles im Leben in Bewegung kommt. Beobachten Sie Ihren Körper, üben Sie regelmäßig und geduldig, überfordern Sie sich nicht und freuen Sie sich auf das Ergebnis. Der Weg ist das Ziel. Ihr Körper ist Ihr bester Freund – hören Sie aufmerksam und liebevoll zu, was er Ihnen zu sagen hat.

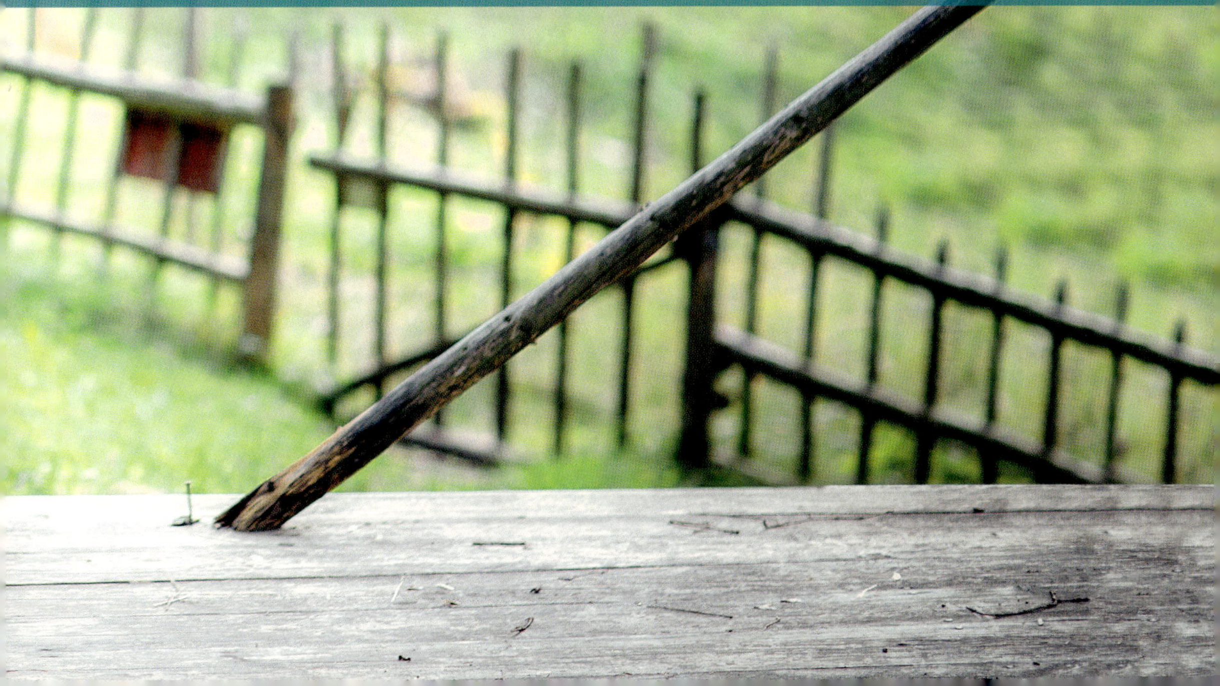

Vorbereitendes

Ihr Körper und Ihre Organe freuen sich über Pflege. Kümmern Sie sich um sie, genauso wie Sie Ihre Kleidung waschen oder Ihre Wohnung putzen.

Wirkung der Detox-Übungen …

… auf Muskeln und Knochen

In der Bewegungspraxis trainieren Sie sämtliche Muskeln des Körpers, stärken Knochen und Gelenke, ohne sie zu belasten. Durch Beanspruchung der Muskeln werden die Beweglichkeit und die Körperhaltung insgesamt verbessert. Zudem hängen auch Dichte und Stärke der Knochenstruktur zu einem großen Teil von körperlicher Bewegung ab – und nicht nur von der Ernährung, wie wir häufig meinen. Durch die Belastung im Rahmen der Bewegung wird die Einlagerung von Calcium gefördert und die Knochen werden so auf natürliche Weise gestärkt.

… auf Haut, Lymph- und Venensystem

Durch den Abbau der Schlacken im Gewebe wird auch Cellulitis reduziert. Die Haut strafft sich, wird besser durchblutet und somit auch besser mit Nährstoffen versorgt, was eine generelle Verbesserung des Hautbildes mit sich bringt. Durch ausreichendes Trinken verstärken Sie diesen Effekt.
Bewegung regt zudem die Ausscheidung von Giftstoffen auf natürliche Weise an. Giftstoffe und Schlacken lagern sich in der Regel im Körpergewebe ab, z. B. im Fett- und Bindegewebe. Beginnen wir unsere Körper in Bewegung zu bringen, werden diese Ablagerungen aus dem Gewebe »herausgeschüttelt«, abtransportiert und so der Körper gereinigt.
Auch das Lymph- und das Venensystem profitieren vom Druck und der Bewegung von außen. Der Gesamtorganismus wird deutlich entlastet, gereinigt und angeregt – Sie werden das daraus resultierende Wohlgefühl im ganzen Körper wahrnehmen können.

… auf die inneren Organe

Weiterhin unterstützen Sie Ihre Organe, indem Sie im Rahmen der Übungen einen natürlichen Druck mit unterschiedlicher Intensität auf einzelne von ihnen ausüben. Dies wirkt wie eine innere Massage, eine Art Zellmassage, die den Stoffwechsel, die Verdauung und die Durchblutung der Organe anregt und die Entschlackung fördert.
Auch Herz- und Kreislaufproblemen beugen Sie durch Bewegung vor. Das Herz eines Menschen, der sich viel bewegt, pumpt in Ruhephasen mehr Blut durch den Körper als das eines Menschen, der sich wenig bewegt. Die Versorgung des Herzens und anderer Organe mit Sauerstoff und Nährstoffen wird verbessert, das Herz kann langsamer schlagen und muss sich so weniger anstrengen. Dies hat positive Auswirkungen auf den Blutdruck und den Cholesterinspiegel; auch Blutzucker und Glukosetoleranz normalisieren sich auf natürliche Art und Weise.

… auf unsere Atmung

Sauerstoff ist Leben. Ohne Nahrung können wir einige Wochen überleben, ohne Wasser einige

Tage, aber ohne Sauerstoff nur wenige Minuten. Körperzellen können ihre natürliche Lebensspanne nur dann erreichen, wenn sie ausreichend mit Sauerstoff versorgt werden. Die beste Nahrung für die Zellen ist frischer Sauerstoff, er verbessert ihre Funktion, erhöht die Widerstandskraft und verlängert deutlich ihre Lebensdauer.

Tipps für Ihre Detox-Praxis

Allgemeines

Im Sinne einer ganzheitlichen Gesundheit sollte Bewegung generell ein fester Bestandteil Ihres Lebens sein oder werden. Eine essentielle Begleitung während Ihrer Detox-Kur ist die im Folgenden beschriebene Detox-Bewegungspraxis. Sie können die Übungen aber auch unabhängig von einer Kur durchführen. Die größten Erfolge erzielen Sie mit den Bewegungsritualen, wenn Sie sie ganz bewusst in Ihren Alltag einplanen. Sie geben im Alltag Struktur und Sicherheit; durch die Regelmäßigkeit kann sich die positive Wirkung noch besser entfalten.

Idealerweise trinken Sie, bevor Sie mit einer Detox-Übungseinheit beginnen, ein Glas warmes Wasser, um den Entgiftungsprozess zu unterstützen. Üben Sie so lange und in einer Ihnen angemessenen Intensität, dass Sie sich wohlfühlen dabei. Nach der Detox-Bewegungspraxis sollten Sie sich ausreichend Gelegenheit zur Ruhe gönnen (z. B. mit der vorgeschlagenen Entspannung), damit die Reinigungsorgane des Körpers (Niere, Haut, Lunge und Darm) die

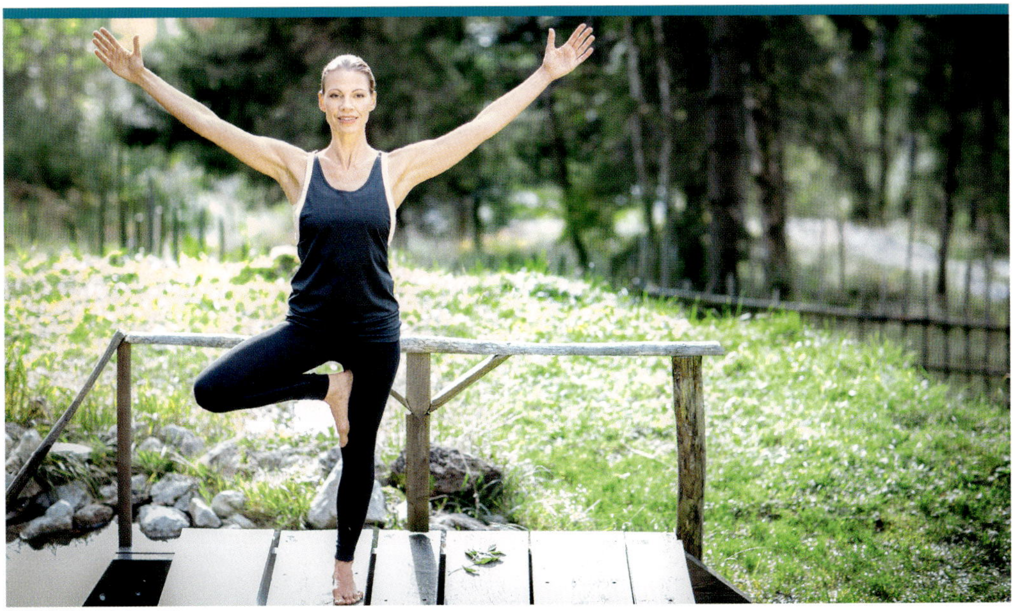

Diese Übung schult Gleichgewicht und innere Balance.

aktivierten Abfallstoffe in aller Ruhe verarbeiten können.

Achtsam üben

- Richten Sie Ihre Aufmerksamkeit immer so gut wie möglich auf die Stelle im Körper, in der die Bewegung ausgeführt wird. Je bewusster Sie mit Ihrer Aufmerksamkeit »vor Ort« sein können, desto intensiver wirkt die Übung.
- Lassen Sie sich zwischen den Übungen einen Moment Zeit zum Nachspüren. Entspannen Sie das gesamte Körpersystem.
- Erzwingen Sie nichts. Auf keinen Fall sollte beim Ausführen der Übungen Leistungsdruck entstehen.
- Haben Sie einmal eher wenig Zeit für Ihre Detox-Bewegungspraxis, konzentrieren Sie sich auf 1 bis 2 ausgewählte Übungen und machen diese dafür sorgfältig und in aller Ruhe.
- Bei Übungen, die einen Fokus auf ausgewählte Körperpartien legen, lassen Sie die anderen Körperteile so locker wie möglich.

Bewusst atmen

Achten Sie beim Üben immer auch auf Ihre Atmung! Denn der Atem, der gleichmäßig durch unseren Körper fließt, nimmt, sofern wir richtig atmen, die durch die Bewegung gelösten Giftstoffe direkt mit aus dem Körper. Richtig atmen bedeutet in den Bauch zu atmen. Mit einer langen Ausatmung lassen Sie schädliches Kohlendioxid los und unterstützen so die Entsäuerung des Körpers. Eine lange Ausatmung entspannt und hilft beim Stressabbau. Beim langsamen und bewussten Einatmen wiederum wird Sauerstoff durch die Lungen aufgenommen und an den Blutstrom übergeben. Dieser Sauerstoff dient als Treibstoff bei der Produktion von Energie, die für alle Körperfunktionen dringend gebraucht wird.

Über die Atmung steuern wir übrigens nicht nur die Entgiftung und die Sauerstoffzufuhr, sondern auch unsere Gefühle. Wer bewusst atmet, schaltet dabei automatisch seine Gedanken aus und entgiftet so seine Seele. Wir haben häufig gelernt, unsere Emotionen zu unterdrücken. Wir lassen ein herzhaftes Lachen nicht zu und verkneifen uns ein genussvolles Seufzen und vergeben uns damit die Chance auf ein paar tiefe, befreiende Atemzüge – und darauf, unsere dahinterliegenden Emotionen wahrzunehmen. Das individuelle Atemmuster spiegelt die Seele wider. Wer Schlimmes im Leben erlebt hat oder ein ängstlicher Typ ist, atmet häufig flach und unruhig. Bei gedrückter Stimmung wird der Atem schwer und der Brustkorb eng. Gestresste Menschen neigen dazu, die Rückenmuskulatur zu verkrampfen, der Rücken zeigt sich unflexibel und steif.

Generell verspannen sich beim Unterdrücken der Emotionen auch die Bauchmuskeln und das Zwerchfell. Für unser allgemeines Wohlbefinden ist es hilfreich, die Atmung frei, unbeschwert, leicht, tief und selbstverständlich fließen zu lassen. Detox-Körperarbeit ist eine wunderbare Gelegenheit, dies bewusst zu üben.

Barfuß üben

Machen Sie Ihre Detox-Übungen am besten immer barfuß. Barfuß zu trainieren ist ein einfacher Weg, das Fußgewölbe auf natürliche Weise zu stärken, die Waden zu lockern, die gesamte Stabilität des Fußes zu verbessern und die richtige Muskelausrichtung zu fördern. Der

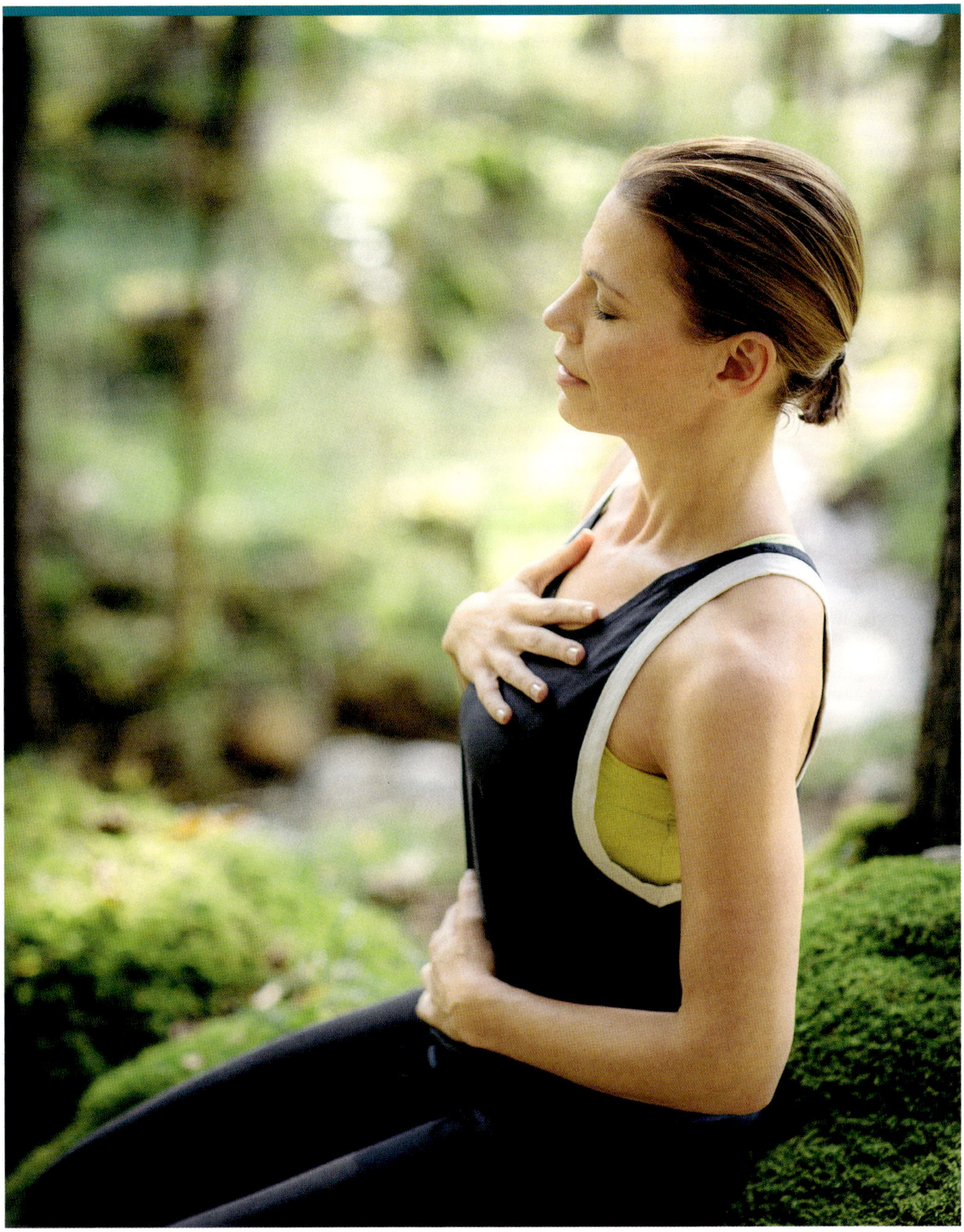

Bewusst atmen hilft dem Körper bei der Reinigung.

Gleichgewichtsinn wird optimal gefördert, die Muskelzentrierung verbessert und die Verletzungsgefahr sinkt beim Barfuß-Üben. Außerdem wird die Stellung des Fußgewölbes verbessert und eine breitere Zehenstellung begünstigt. Vor allem die Zehenbeuger auf der Unterseite des Fußes geben dem Fußgewölbe Halt und Elastizität. Leider sind sie in Schuhen weitgehend ruhiggestellt und deshalb häufig nicht optimal entwickelt.

Sie können im Stand barfuß auf dem Boden oder auf einer rutschfesten Matte üben. Vorsicht bei normalen Socken: Um ein Ausrutschen zu verhindern, bevorzugen Sie rutschfeste Fünfzehensocken.

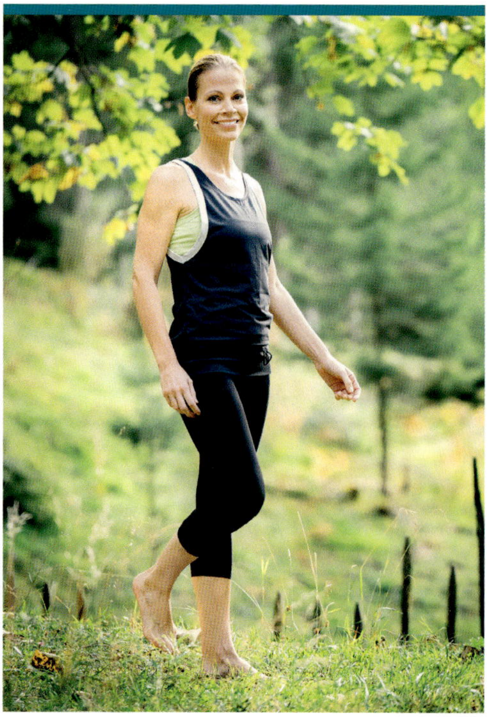

Üben Sie barfuß.

Individuell üben

Lassen Sie sich in Ihrer Bewegungspraxis am besten von einem erfahrenen Lehrer begleiten, der Sie motiviert, auf Ihre individuellen Voraussetzungen und eventuellen Einschränkungen eingehen kann und gleichzeitig verhindert, dass Sie sich überfordern. Jeder ist anders und braucht auch eine andere Intensität des Übens, achten Sie bei allem, was Sie tun, immer gut auf sich und das, was Sie brauchen.

Üben während der Menstruation

Die Menstruation wird im Ayurveda als Reinigungsprozess gesehen. Es gibt alte Schriften darüber, wie sich Frauen während der Menstruation zu verhalten haben, was sie dürfen und was nicht, ob Bewegung während der Regel gut oder schlecht ist etc.

Jede Frau ist anders und auch der individuelle Zyklus ist nicht immer gleich. Beobachten Sie sich einfach aufmerksam und liebevoll und sorgen Sie dafür, dass es Ihnen mit Ihrem Körper und Ihren Bedürfnissen gut geht. Vertrauen Sie Ihrem Körper, Ihrem Bauchgefühl bei der Entscheidung, ob und in welchem Umfang Sie während der Menstruation üben möchten.

Üben, während Emotionen aufkommen

Der Praxisteil ist relativ ausführlich gehalten. Die Übungen sind ausführlich beschrieben, Sie finden viele detaillierte Hinweise, auf was Sie beim Üben achten können. Je mehr Sie in den Übungen ankommen, je tiefer Sie gehen, desto mehr werden Sie das Gefühl, in Ihrer Bewegung wirklich im Hier und Jetzt zu sein, auskosten können. Trotz der detaillierten Darstellung sind alle Übungen bewusst so gewählt, dass sie

einfach, leicht umzusetzen und auch für sportlich Ungeübte gut durchführbar sind. Die Herausforderung liegt hier darin, die Übungen über einen längeren Zeitraum hinweg immer wieder zu wiederholen und die in diesem Rahmen sicherlich auftretenden Körperempfindungen und Gefühle zuzulassen. Es kann sein, dass Sie Wärme verspüren, dass ein Brennen entsteht o. Ä. Üben Sie in einem solchen Fall einfach weiter. Sie werden die Erfahrung machen, dass die Blockaden in Ihrem Körper direkt erlebbar und spürbar werden: Wo halte ich fest? Wo kann alles fließen? Es gilt, die körperlichen Reaktionen nur wahrzunehmen, ohne sie zu bewerten, und auch Gefühle wie Wut, Aggression oder Lustlosigkeit in dem Moment ihres Auftretens nur zu beobachten, ohne sich mit ihnen zu identifizieren. Das ist nicht immer einfach und gelingt am Anfang nicht jedes Mal, aber lassen Sie sich nicht entmutigen, üben Sie weiter.
Eine ideale Detox-Praxis haben Sie dann, wenn Sie während des Übens entspannt durch alles Emotionale hindurchgehen, mit Hingabe, Freude und Disziplin dabei bleiben und gleichzeitig entspannt loslassen können. Dies ist und bleibt eine kontinuierliche, aber nicht unüberwindbare Herausforderung.

Üben bei körperlichen Einschränkungen

Gehen Sie generell bewusst mit Ihrem Körper um, handeln Sie selbstverantwortlich und beobachten Sie stets, was Ihnen guttut und was nicht. Dennoch rate ich zu besonderer Achtsamkeit bei:

- akuten Entzündungen im Körper
- Bluthochdruck
- schweren psychischen Erkrankungen
- starken Herz-Kreislauf-Störungen
- Schwangerschaft
- stark erhöhtem Druck im Kopf
- großer innerer Anspannung
- extrem verspannter Schulter- und Nackenmuskulatur

Rahmenbedingungen

- Praktizieren Sie Ihre Detox-Übungen an einem ruhigen Ort.
- Achten Sie auf bequeme Kleidung, die Ihnen Bewegungsfreiheit gibt und Sie wärmt. Wärme unterstützt den Entgiftungsprozess.
- Probieren Sie aus, wann für Sie die beste Zeit ist zum Üben, und versuchen Sie eine gewisse Regelmäßigkeit einzuführen.
- Eine weiche, rutschfeste Matte ist ideal für Ihre Bewegungspraxis, für die Übungen auf dem Boden wäre alternativ eine Decke zum Unterlegen möglich.
- Legen Sie ein Sitzkissen bereit.
- Die letzte (leichte) Mahlzeit sollte etwa zwei Stunden oder mehr her sein.
- Wenn Sie schwanger sind, lassen Sie sich bitte von Ihrem Arzt hinsichtlich der für Sie empfohlenen Übungszusammenstellung und -intensität beraten.
- Lassen Sie sich von den Fotos im Übungsteil nicht entmutigen. Die dargestellten Körperpositionen sind Endpositionen – durch regelmäßige Bewegungspraxis werden auch Sie immer genauer in der Ausführung werden. Vertrauen Sie Ihrem Körper. So tief, wie Sie hier und jetzt in eine Position hineingehen können, ist es richtig für Sie. »Perfekt« gibt es nicht.
- Steigern Sie sich langsam, beobachten Sie immer, was Ihnen guttut.

Praktische Übungen

Beginnen Sie Ihre Praxis stets mit den beiden Übungen »Detox-Bauchatmung« und anschließendem »Stress abschütteln«. Wählen Sie weitere Übungen aus, die Ihnen gefallen und guttun, und stellen Sie so Ihr individuelles Übungsprogramm zusammen. Am Ende dieses Kapitels finden Sie zwei Beispiele für Übungsprogramme sowie Anregungen, damit Sie sich selbst eine Praxis zusammenstellen können.

Detox-Einstimmung

Detox-Bauchatmung

Diese Übung ist ideal zur Einstimmung auf die Entgiftungspraxis.

1 Stehen Sie mit hüftbreit geöffneten Beinen auf dem Boden, spüren Sie, wie sich Ihr Körpergewicht gleichmäßig auf beide Fußsohlen verteilt, und nehmen Sie deutlich den Boden unter Großzehenballen, Kleinzehenballen und Ferse wahr.
Die Arme hängen locker und entspannt neben dem Körper, sodass die Handinnenseiten nach vorne zeigen.

Lassen Sie die Bauchdecke locker und atmen Sie langsam ein. Beobachten Sie, wie die Bauchdecke sich immer weiter hebt und der Bauch sich dabei immer mehr ausweitet. Die Atmung geht dabei tief und gleichmäßig durch die Nase, die Lippen sind sanft geschlossen. Atmen Sie anschließend langsam aus und lassen Sie den Bauch einsinken und flach werden.

Stellen Sie sich Ihren Bauchraum wie einen Schwamm vor: Während des Einatmens saugt er sich mit Wasser voll, wird groß und prall, und beim Ausatmen wird das schmutzige Wasser aus dem Schwamm gedrückt. Indem Sie den Bauchnabel bewusst Richtung Wirbelsäule lenken, können Sie dieses Auswringen noch weiter unterstützen. Fahren Sie mit dem Atmen fort und stellen Sie sich bei jedem Atemzug vor, wie Sie den Körper beim Einatmen mit Energie anreichern und beim Ausatmen gedanklich Ballast und Giftstoffe loslassen. Atmen Sie etwa 5 Minuten so – achten Sie immer auf Ihre Bedürfnisse. Wenn Sie gerne länger üben wollen, tun Sie das.

Wirkung:
Durch die Bewegung des Zwerchfells wird die Verdauung angeregt. Außerdem hilft die Übung

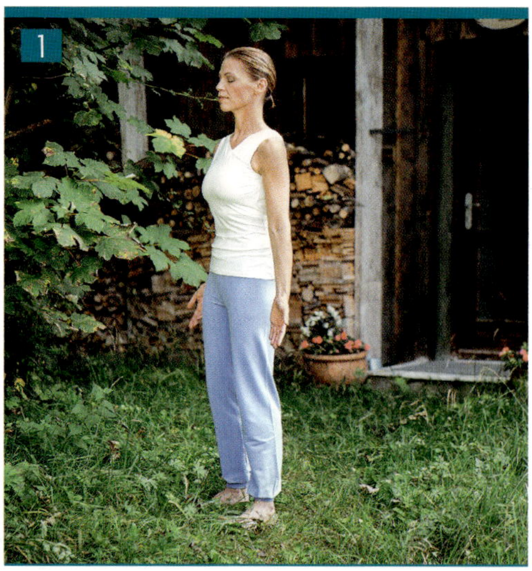

beim Stressabbau und unterstützt die Entgiftung des Körpers.

Stress abschütteln

Die Beine sind schulterbreit aufgestellt, der Kiefer ist locker und der Mund leicht geöffnet. Atmen Sie durch die Nase ein und durch den Mund aus. Beugen und strecken Sie die Knie gleichzeitig in schnellem Tempo und bringen Sie Ihren Körper so ins Schütteln.

2+3 Geben Sie sich eine Weile Zeit, um in eine für Sie stimmige Bewegung zu kommen. Achten Sie dabei zunächst auf die Beine, lassen Sie später auch die Arme und Hände hinzukommen.

Beginnen Sie dann, Ihren gesamten Körper gründlich auszuschütteln. Steigern Sie die Intensität langsam und lassen Sie dabei immer mehr los. Schütteln, tanzen, bewegen Sie Ihren Körper völlig unkontrolliert, frei und locker. Lassen Sie die Bewegungen auch durch Handgelenke, Finger und Schultern fließen, bewegen Sie alles.

Wirkung:

Dies ist eine sehr einfache, hochwirksame Bewegungsform. Die starke Ausrichtung auf Bewegung baut körperliche und emotionale Spannungen ab. Stressabbau ist für den Entgiftungsprozess extrem wichtig – und diese Übung lässt den Stress aus Ihrem Körper fließen. Je weniger Sie damit beschäftigt sind, wie die Übung aussieht und was andere jetzt gegebenenfalls über Sie denken könnten, umso einfacher und leichter lässt Ihr System los.

Diese Übung dient zudem der Lockerung, hilft den Körper aufzuwärmen, regt das Herz-Kreislaufsystem an und fördert die Durchblutung.

Die Übung wirkt bereits nach wenigen Minuten, Sie können sie aber auch nach Lust und Laune ausdehnen. Je regelmäßiger Sie üben, desto schneller und tiefer lernt das System loszulassen.

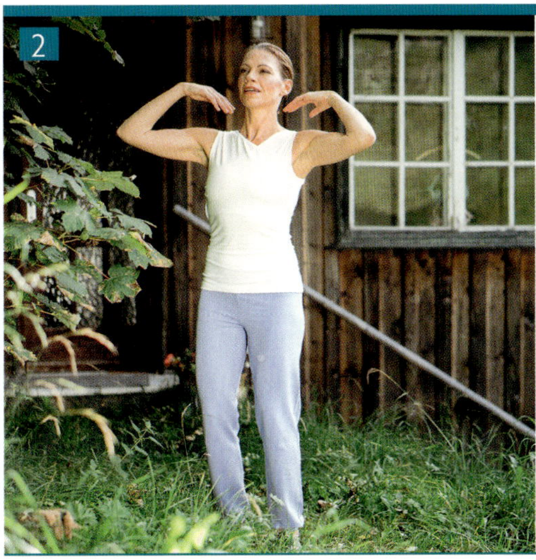
2

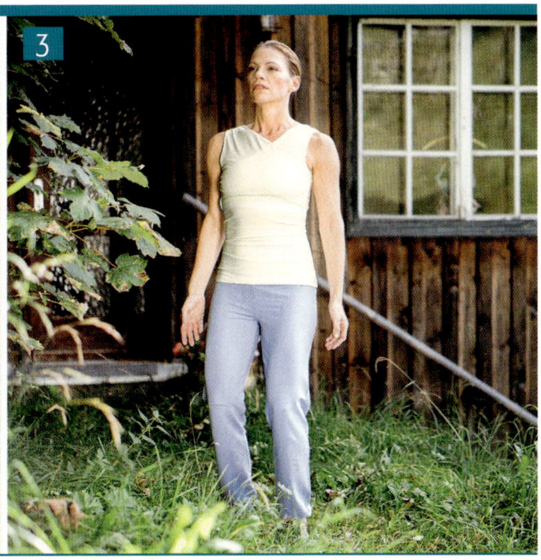
3

Übungen im Stand

Wirbelsäulenschraube

1+2 Stellen Sie die Beine in eine breite Grätsche, Knie und Zehenspitzen schauen dabei leicht nach außen. Beugen Sie das rechte Bein. Bringen Sie das linke gestreckt so zur Seite, dass die Zehenspitzen den Boden berühren und die Ferse gehoben ist. Legen Sie die Hände an den Hinterkopf, ziehen Sie die Ellenbogen aktiv nach hinten und außen und beginnen Sie, den Oberkörper im Wechsel nach rechts und nach links zu drehen. Atmen Sie ruhig und gleichmäßig durch die Nase ein und aus.

Wiederholen Sie diese Bewegung etwa zehn Mal und genießen Sie dabei die Beweglichkeit und Geschmeidigkeit Ihrer Wirbelsäule.

Gönnen Sie sich eine Pause im aufrechten Stand, spüren Sie nach. Wiederholen Sie die Übung auch auf der anderen Seite zehn Mal.

Wirkung:
Diese Übung unterstützt die Lunge und den Dickdarm, die beide aktiv am Energieaustausch beteiligt sind.

TIPP Wenn Sie diese Übung schon einige Male gemacht haben und eine neue Herausforderung suchen, heben Sie das zur Seite gestreckte Bein leicht vom Boden ab, um Ihren Gleichgewichtssinn zu schulen.

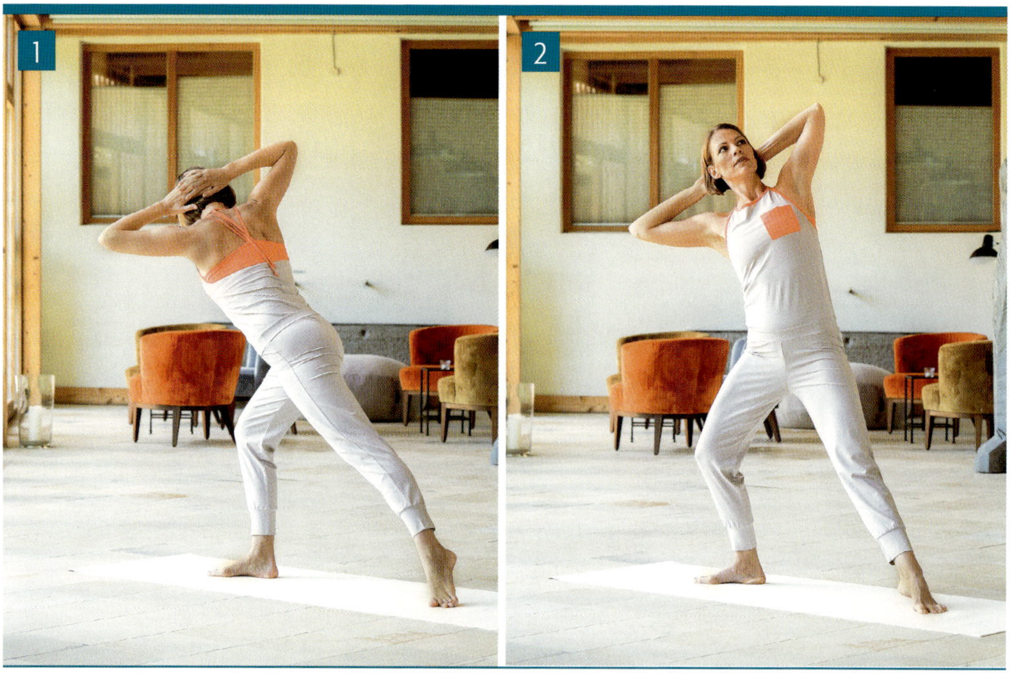

Halskette

3+4 Stellen Sie die Beine schulterbreit auf, dabei schauen die Knie und die Zehenspitzen leicht nach außen. Die Arme sind seitlich auf Schulterhöhe ausgebreitet und die Finger gespreizt. Bewegen Sie die Arme zur Brustmitte, lassen Sie die Handflächen aufeinandertreffen und führen Sie die Arme wieder zurück. Atmen Sie bei der Vorwärtsbewegung aus, lassen Sie den Rücken leicht rund werden und führen Sie das Kinn zum Kehlkopf. Beim Öffnen der Arme atmen Sie wieder ein, richten die Wirbelsäule auf und lehnen sich leicht nach hinten. Bleiben Sie dabei im unteren Rücken lang.

Wählen Sie das Tempo so, dass es Ihnen guttut. Gerne dürfen Sie nach und nach auch etwas schneller werden.

Wirkung:
Diese Übung lässt Sie Weite im Herzraum spüren, sie öffnet das Herz und den Brustraum, stärkt Schultern, Arme und Hände, lässt die Emotionen fließen. Dem Herzraum sagt man eine stark heilende Wirkung nach. Das Herz ist das Symbol für positive Emotionen, mit denen wir in dieser Übung in Kontakt kommen und die nach außen strahlen dürfen.

TIPP Stellen Sie sich vor, Sie tragen eine wunderschöne Halskette, die Sie beim Schließen der Arme verstecken und beim Öffnen voller Stolz herzeigen.

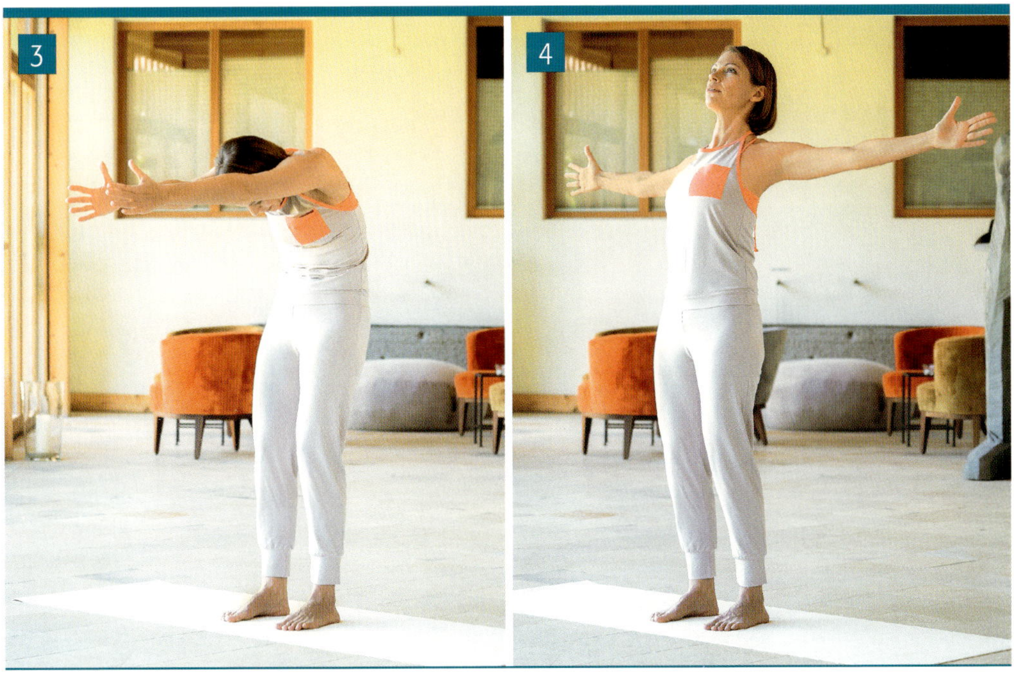

Standfest verwurzelt

Ihre Beine sind hüftbreit geöffnet.
Verlängern Sie Ihre Wirbelsäule, indem Sie den Scheitelpunkt des Kopfes zur Decke ziehen und das Steißbein Richtung Boden fließen lassen.

1 Verlagern Sie Ihr Körpergewicht auf das linke Bein und spüren Sie auf der Fußunterseite die Drei-Punkte-Belastung, die eine gute Verbindung mit dem Boden schafft: Großzehenballen, Kleinzehenballen und Ferse.

2 Bei der nächsten Ausatmung heben Sie das rechte Bein vom Boden ab, strecken es nach hinten und legen den Oberkörper gleichzeitig nach vorne in die Horizontale. Das Becken steht dabei gerade und die Beckenknochen haben auf beiden Seiten den gleichen Abstand zum Boden. Atmen Sie ruhig und gleichmäßig und lassen Sie Ihre Augen auf einem festen Punkt auf dem Boden ruhen.

3 Mit der nächsten Ausatmung beschreiben Sie mit den Armen einen großen Kreis und strecken die Arme dann nach vorne aus. Die Handinnenflächen schauen sich dabei an, die Oberarme sind auf Höhe der Ohren.
Um die Balance besser halten zu können, ziehen Sie den Bauch leicht ein. (Um die Übung etwas einfacher zu gestalten, berühren Sie mit den Fingerspitzen die Wand.) Halten Sie diese Position für einige Atemzüge und kommen Sie dann langsam mit Ihrem rechten Bein auf den Boden zurück. Gönnen Sie sich eine kurze Pause im Stand. Wiederholen Sie die Übung auf der anderen Seite.

Wirkung:
Diese Übung schult eine gefühlvolle Auseinandersetzung mit der inneren Balance. Sie beruhigt den Geist, unterstützt die Zentrierung und Stabilität im Körper und beeinflusst die Körperflüssigkeiten wie Blut und Lymphe positiv.

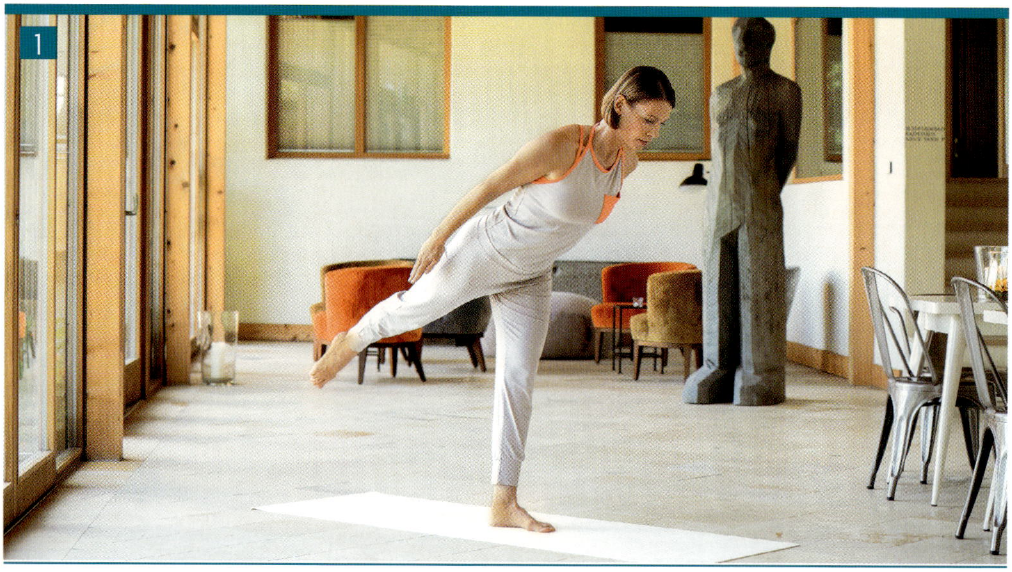

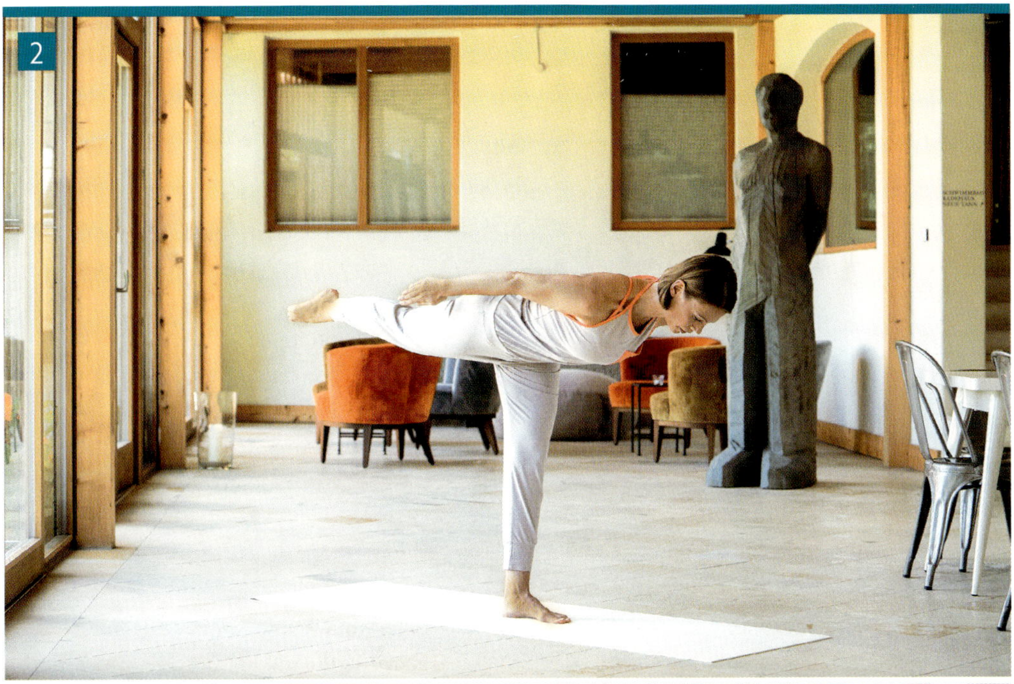
2

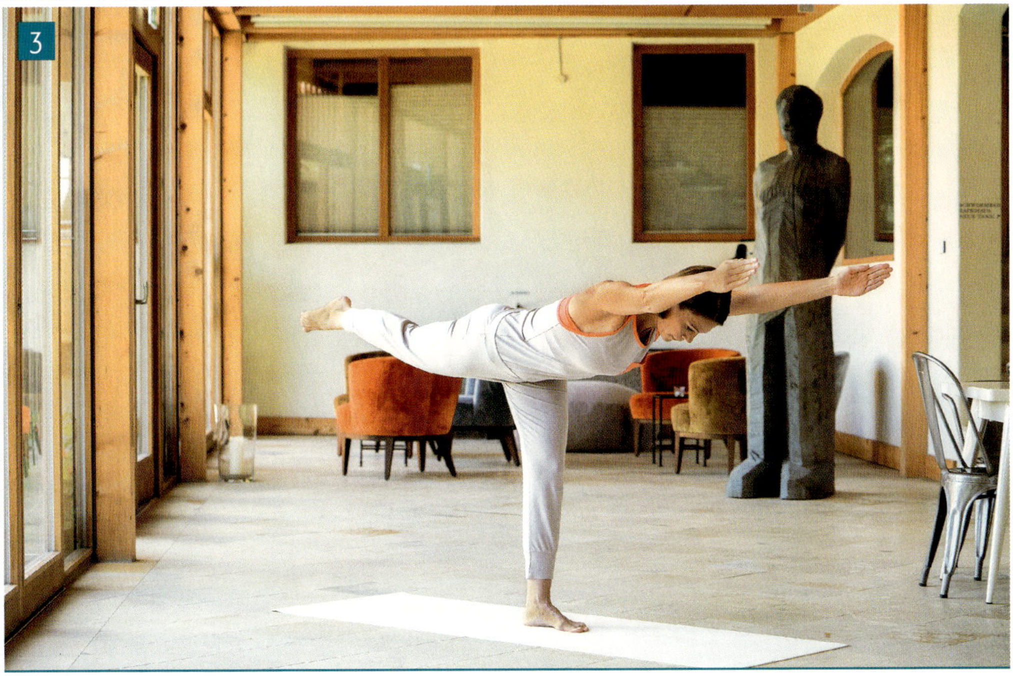
3

Arme kreisen

Stellen Sie sich mit hüftbreit geöffneten Beinen hin. Nehmen Sie den Scheitelpunkt Ihres Kopfes wahr und stellen Sie sich vor, Ihre Wirbelsäule würde von diesem Punkt aus an einem unsichtbaren Gummiband Richtung Himmel verlängert werden. Spüren Sie den Zug und richten Sie sich dabei innerlich auf. Stellen Sie sich vor, wie es sich gleich anfühlen wird, wenn Ihre Beine anfangen, loszugehen.

1 Marschieren Sie auf der Stelle, heben Sie die Knie dabei bis auf Hüfthöhe, setzen Sie die Füße bewusst wieder auf dem Boden auf.

2 Beginnen Sie nach einigen Schritten Ihre Arme miteinzubauen, indem Sie sie auf Schulterhöhe zu den Seiten ausstrecken und von hinten nach vorne kreisen lassen. Spüren Sie, wenn Ihre Arme nach oben gehen, immer auch bewusst in die Schulterblätter, die sich dann Richtung Becken nach unten schieben.

Marschieren und kreisen Sie dabei, lassen Sie Ihren Körper gut warm werden. Atmen Sie dabei tief in die Lungen. Ihr Oberkörper bleibt während der Übung so ruhig wie möglich.

Wirkung:
Nach einer Weile wird die Atmung tief und intensiv. Die Übung unterstützt Ihre Lungen bei der Reinigung. Der reinigende Effekt wird umso stärker, je mehr Sie bei der Übung schwitzen.

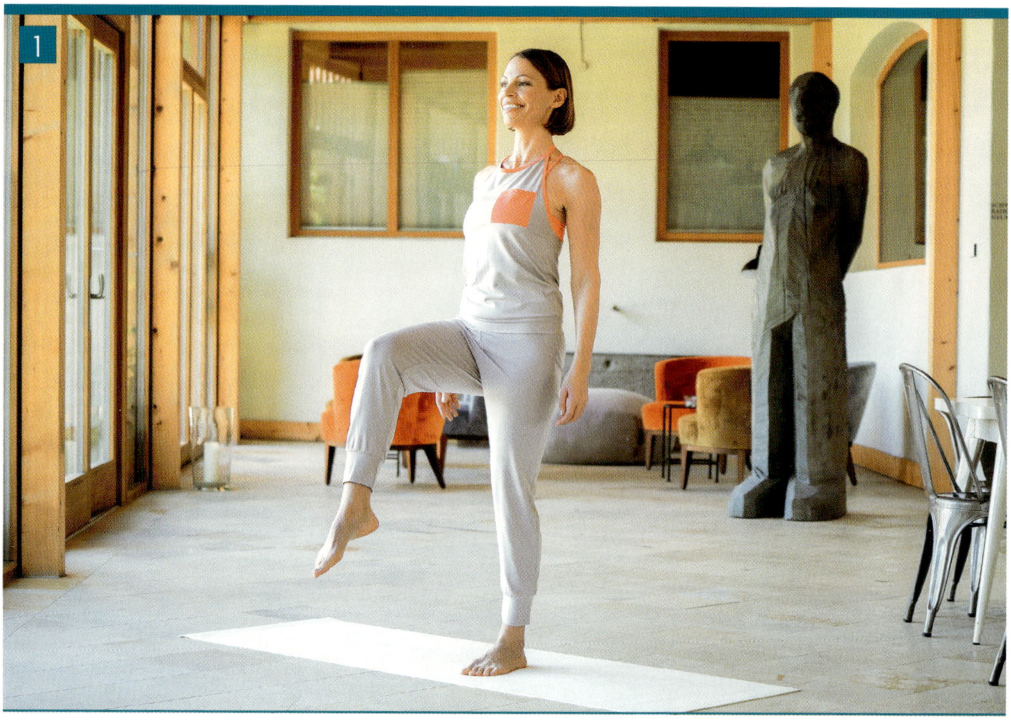

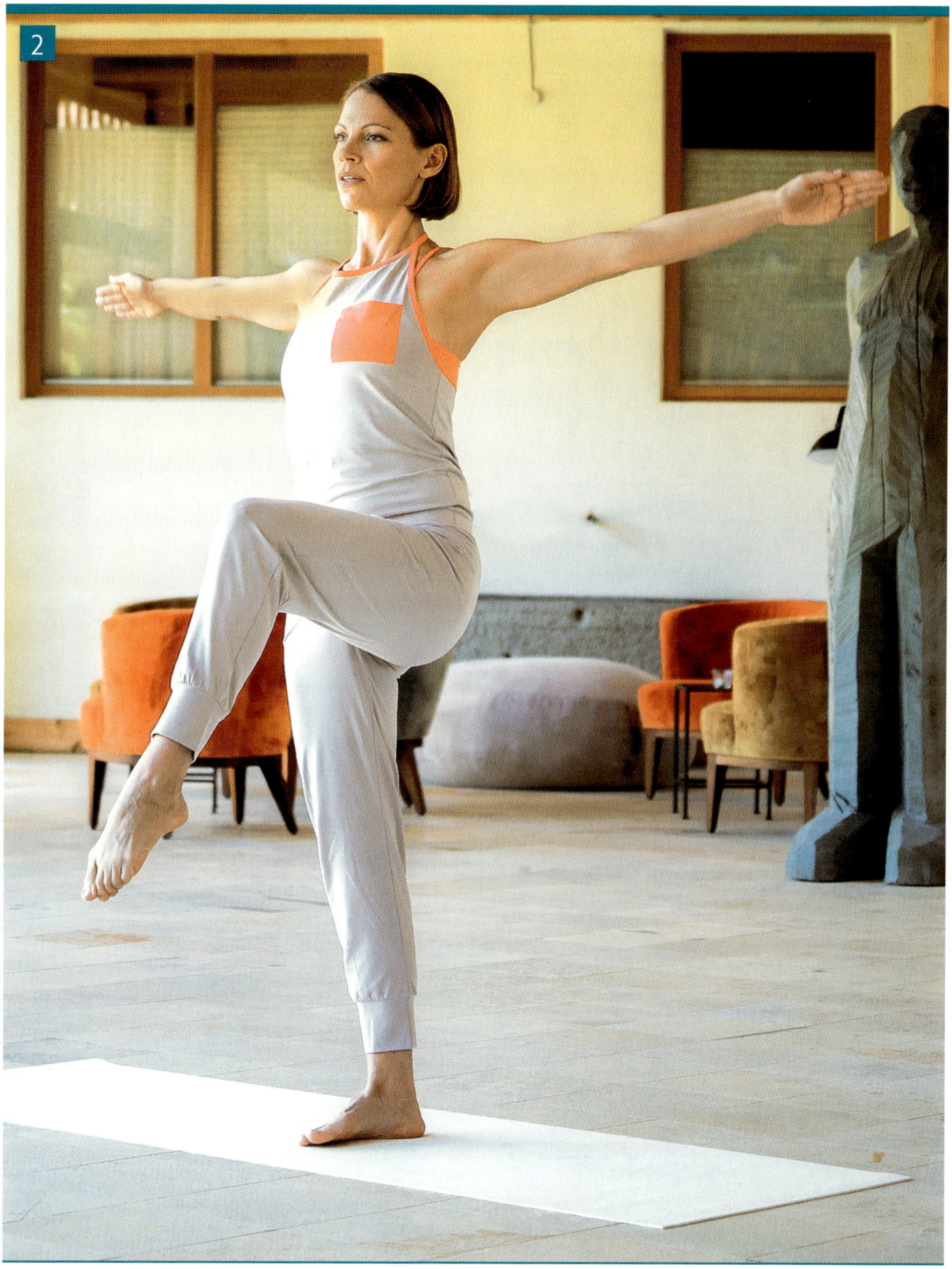
2

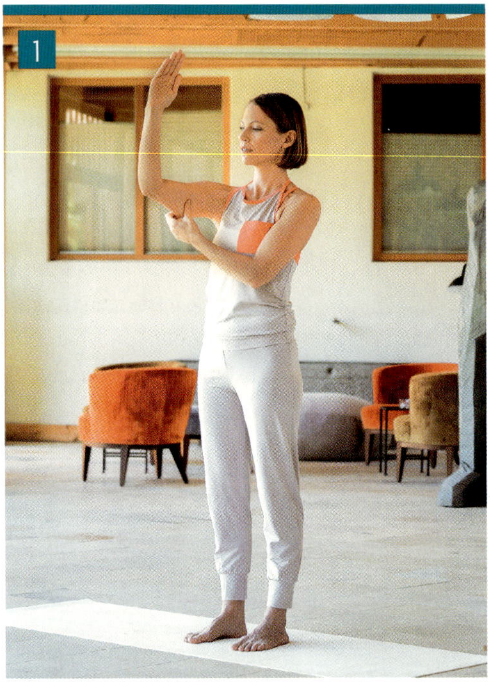

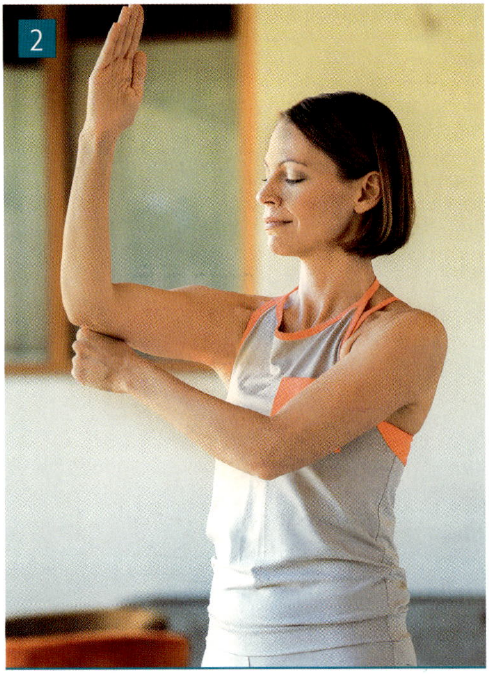

Brennnessel

Heben Sie im Stand den gebeugten rechten Arm so weit an, bis sich der Ellenbogen auf Schulterhöhe befindet. Der Daumen der rechten Hand schaut dabei Richtung Schulter und die Fingerspitzen zur Decke.

1 Massieren Sie dann mit der linken Hand die rechte Oberarmrückseite, indem Sie am Gewebe zupfen und es mit den Fingern nach unten Richtung Boden ziehen. Arbeiten Sie sich so langsam zentimeterweise voran. Wiederholen Sie die Zupfmassage 2- bis 3-mal.

2 Ballen Sie die linke Hand anschließend zur Faust und beklopfen Sie die Oberarmrückseite mit der Faust. Wiederholen Sie auch diese Form der Massage 2- bis 3-mal und bearbeiten Sie die gesamte Oberarmrückseite. Wechseln Sie dann die Seite.

Wirkung:

Regt das Gewebe der Oberarmrückseite an, unterstützt die Durchblutung, fördert den Abtransport von Schlacken, regt die natürliche Durchfeuchtung des Gewebes an.

Übungen im Sitzen

Kugelrund

1 Setzen Sie sich so auf eine weiche Unterlage (Matte oder Decke), dass hinter Ihnen genügend Platz übrig bleibt, um sich später nach hinten abrollen zu können. Beugen Sie die Knie und überkreuzen Sie die Beine im Schneidersitz. Fassen Sie mit den Fingern die kleinen Zehen und ziehen Sie sie sanft nach außen. Beginnen Sie dann Ihre Knie leicht nach außen zu schieben, sodass die Oberschenkelinnenseiten sich weiter voneinander entfernen. Zeitgleich ziehen die Ellenbogen nach außen und der Oberkörper wird rund.

2 Ziehen Sie den Bauch dabei aktiv nach innen und das Kinn Richtung Kehlkopf. Beginnen Sie während der nächsten Einatmung den Körper nach hinten abzurollen, der Kopf bleibt dabei allerdings in der Luft.

Bei der Ausatmung rollen Sie mit Unterstützung der Bauchkraft wieder in die Sitzposition, ohne die Füße auf dem Boden abzulegen. Rollen Sie wie eine Kugel auf und ab. Wenn Sie Ihre Kraft dabei aus dem Nabelzentrum holen, wird es Ihnen leichter fallen, die Kontrolle zu behalten. Wiederholen Sie die Übung 5-mal und beenden Sie die Übung im Sitzen.

Wirkung:
Diese Übung stärkt die beruhigende Kraft, die von innen kommt. Sie massiert die Wirbelsäule auf sanfte Weise, unterstützt die Blase und hilft beim Abbau von emotionalem Druck.

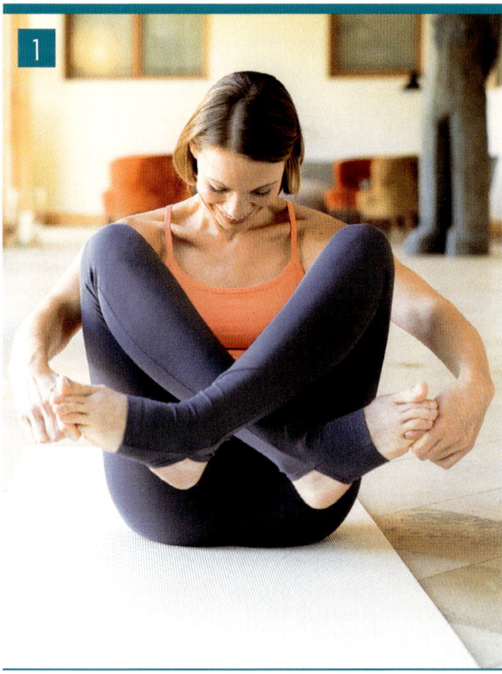

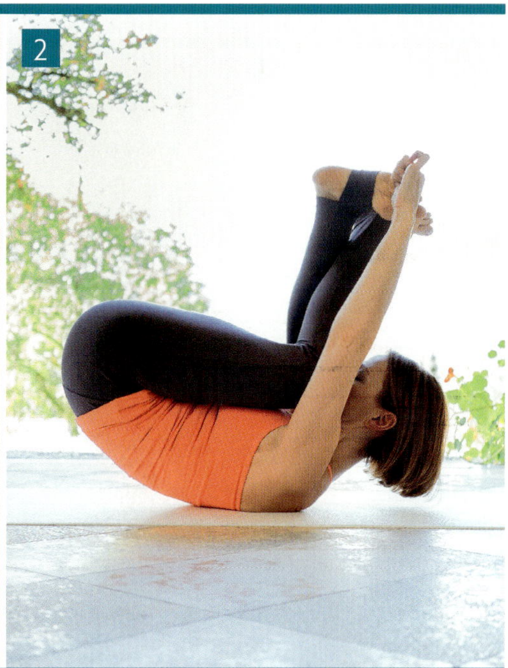

Fliegender Sitz

1 Setzen Sie sich bequem hin, z. B. mit verschränkten Beinen, oder stellen Sie die Füße auf. Lenken Sie Ihre Aufmerksamkeit auf die natürliche Atembewegung. Richten Sie den Oberkörper auf und spüren Sie die Länge Ihrer Wirbelsäule. Versuchen Sie diese Aufmerksamkeit während der gesamten Übung beizubehalten.

Führen Sie beide Sitzbeinhöcker wie an einem unsichtbaren Faden immer weiter zusammen. Ballen Sie die Hände zu Fäusten und drücken Sie sie neben Ihrem Körper in den Boden. Heben Sie Ihr Becken langsam vom Boden ab. Jetzt schweben Sie mit dem Gesäß in der Luft und befinden sich im sogenannten »Fliegenden Sitz«. Halten Sie die Position für einen ganz kurzen Moment, bevor Sie Ihren Körper wieder auf den Boden zurückfallen lassen. Wiederholen diesen Ablauf etwa 10-mal.

Wirkung:
Diese Übung baut Stress ab, der sich an unserer Basis eingelagert hat. Sie erdet uns, baut Sicherheit und Stabilität auf und stärkt das positive Körpergefühl und Durchhaltevermögen, z. B. während einer Detox-Kur.

Klatschen

2 Sie sitzen mit verschränkten Beinen und langem, geradem Rücken auf dem Boden. Formen Sie die Hände so, dass die kleinen Finger und die Daumen sich berühren und die Hände eine Schale bilden.

3 Mit der Einatmung strecken Sie die Arme zur Seite auf Schulterhöhe aus. Die Finger sind

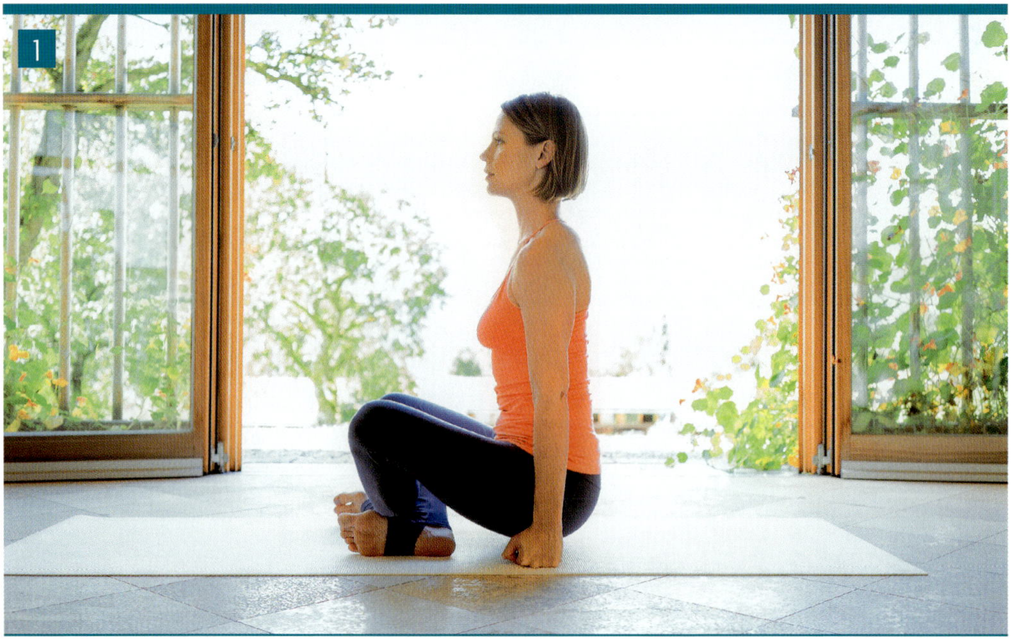
1

gestreckt, geflext und gespreizt, sodass die Finger möglichst viel Abstand zueinander haben. Die Handinnenflächen zeigen dabei nach außen. Mit der Ausatmung führen Sie die Hände klatschend mit Daumen und kleinem Finger zurück in die Schalenform. Diese Bewegung wird relativ dynamisch ausgeführt, die Schultern und Arme werden wärmer. Versuchen Sie die Übung etwa drei Minuten durchzuführen. Mit geschlossenen Augen gelingt es oft besser, mit der ganzen Aufmerksamkeit bei sich zu bleiben.

Wirkung:
Diese Übung ist gut für das Nervensystem und unterstützt die beiden Gehirnhälften dabei, sich auszugleichen. Außerdem unterstützt sie bei Themen wie an die eigenen Grenzen gehen, nach vorne schauen und das, was gewesen ist, Vergangenheit sein zu lassen.

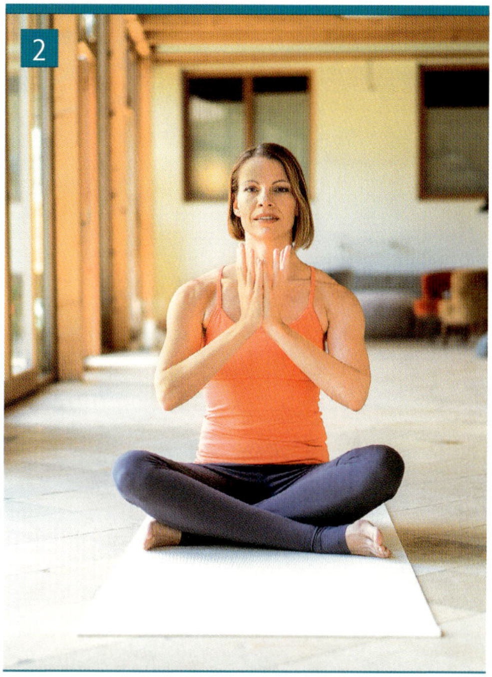

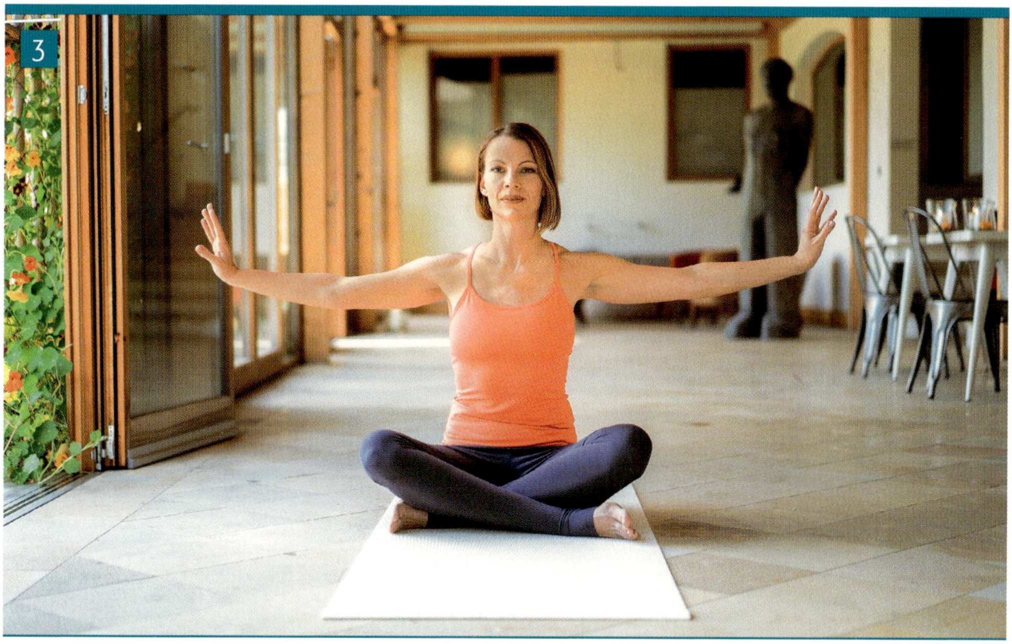

Nierenschub

Setzen Sie sich mit lang ausgestreckten Beinen auf den Boden. Der Rücken ist gerade. Strecken Sie die Arme auf Schulterhöhe nach vorne, dabei sind sowohl Hände als auch Füße so zum Körper hingezogen, dass die Fuß- und Handinnenseiten vom Körper wegschauen.

1+2 Schieben Sie beim Ausatmen den rechten Arm und das rechte Bein gleichzeitig nach vorne weg, während der linke Ellenbogen nach hinten zieht. Machen Sie den Rücken dabei schön rund. Mit der Einatmung kommen Sie wieder in die Ausgangsposition. Wiederholen Sie die Bewegung auf jeder Seite etwa 10-mal.

Wirkung:

Diese Übung unterstützt die Nieren in ihrer Funktion. Die Nieren steuern die lebenserhaltenden Energien, regeln den Wasserhaushalt des Körpers und sorgen für Entgiftung. In den chinesischen Schriften werden sie als Wurzel des Lebens bezeichnet. Auf der seelischen Ebene sollten Sie darauf achten, dass Ihnen nicht alles »an die Nieren geht«. Sorgen Sie gut für sich und schützen Sie sich mit der Wärme und Fürsorge, die Sie benötigen.

TIPP Während Sie sich nach vorne schieben, lenken Sie die Bauchmuskeln Richtung Rücken und geben Sie den Organen so Druck von außen. Stellen Sie sich dabei vor, einen Schwamm auszudrücken. Visualisieren Sie bei dieser Übung Ihre Nieren und stellen Sie sich den Rücken rund und gleichzeitig lang vor.

Brücke

3 Setzen Sie sich auf die Matte, die Füße stehen so vor Ihnen auf dem Boden, dass die Zehenspitzen nach vorne ausgerichtet sind. Stellen Sie die Hände unter Ihren Schultern auf, sodass die Fingerspitzen nach außen zeigen. Heben Sie nun mit der Ausatmung das Becken vom Boden weg in Richtung Decke. Der Blick bleibt in Richtung Knie gerichtet. In der Körpervorderseite entsteht Weite. Das Becken hebt so weit an, dass der Körper eine Brücke formt. Halten Sie die Position für zwei Atemzüge und lassen Sie dann das Becken wieder zurück auf die Matte sinken.

Wirkung:

Diese Übung aktiviert die Milz und den Magen, kräftigt die Körperrückseite und öffnet die Körpervorderseite. Wenn die Milz nicht intakt ist, können sich Gemütsschwankungen und körperliche Schwere zeigen. Achten Sie darauf, sich nicht zu überlasten, immer wieder kleine Pausen einzulegen, und nehmen Sie sich Zeit, sich etwas Gesundes zu kochen.

Variante:

4 Wenn Ihnen die Übung leicht fällt und Sie mehr Anstrengung wollen, heben Sie in der Brücke im Wechsel immer eins der gebeugten Beine vom Boden ab!

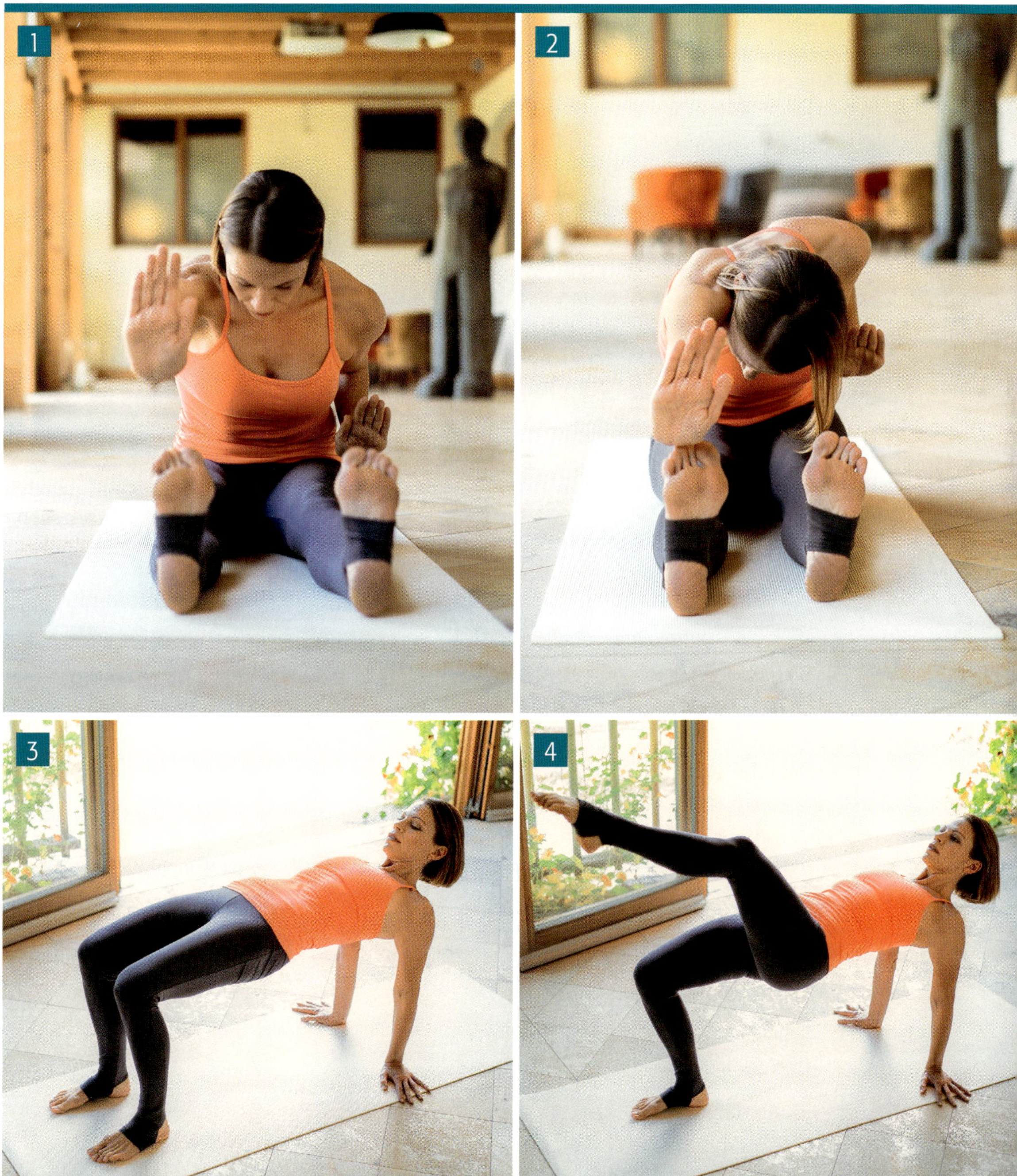
1
2
3
4

Übung im Vierfüßlerstand

Rückenwelle

1+2 Kommen Sie in den Vierfüßlerstand, positionieren Sie die Knie unter den Beckenknochen und die Hände unter den Schultern. Schließen Sie die Augen und beginnen Sie, Ihre Atmung zu beobachten. Spüren Sie, wie sich der Körper während der Einatmung ausdehnt und weitet und Ihre Bauchdecke mit in Bewegung kommt. Nehmen Sie die Bewegung Ihrer Wirbelsäule mit in die Atembewegung hinein und formen Sie einen »Katzenbuckel«, indem Sie während der Ausatmung das Becken einrollen, das Schambein in Richtung Bauchnabel lenken und den Bauch intensiver einziehen. Beim Einatmen wird der Rücken wieder lang, die Bauchdecke entspannt sich und fällt locker Richtung Boden.

Kommen Sie in Ihre eigene Bewegungswelle und wiederholen Sie diese Übung, so lange sie Ihnen Freude bereitet und es Ihrer Wirbelsäule guttut.

3 Im nächsten Schritt integrieren Sie ein Bein in die Bewegung. Schieben Sie es mit der Einatmung nach oben über das Gesäß hinaus. Der Blick geht leicht Richtung Decke. Beim Ausatmen ziehen Sie das Knie in der Einrollbewegung mit in Richtung Brust, der Blick geht zum Bauchnabel. Lassen Sie diese Bewegung immer größer und intensiver werden.
Wiederholen Sie die Bewegung etwa 10-mal und wechseln Sie dann die Seite.
Entspannen Sie in der Bauchlage, drehen Sie den Kopf zur Seite und legen Sie die Arme entspannt neben dem Körper ab. Genießen Sie es, für einen Moment nichts zu tun, lassen Sie die Wirbelsäule entspannen und den Bauch locker auf den Boden sinken. Wechseln Sie nach einer Weile die Position des Kopfes.

Wirkung:
Diese Übung regt den Kreislauf in der Nierengegend an und mobilisiert die gesamte Wirbelsäule. Mit dieser Übung unterstützen Sie den Kontakt zu sich selbst; mit geschlossenen Augen erleichtern Sie die Eigenwahrnehmung.

1

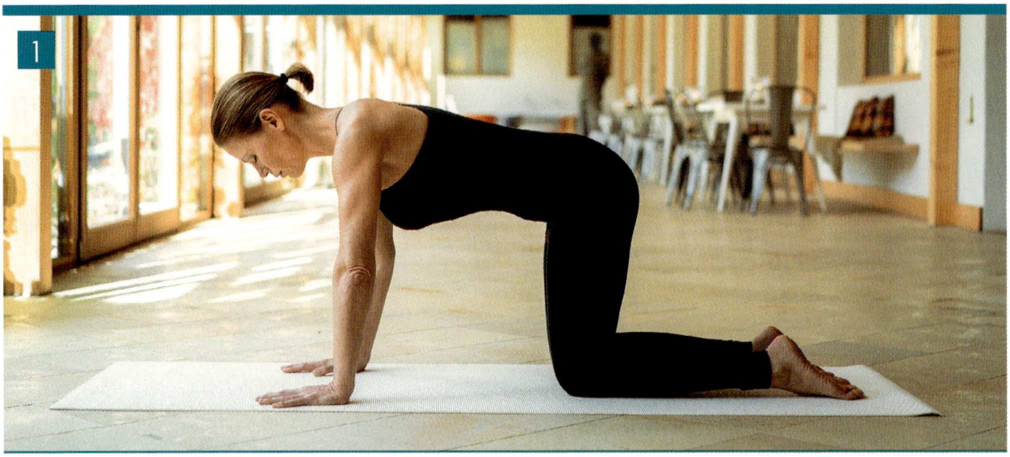

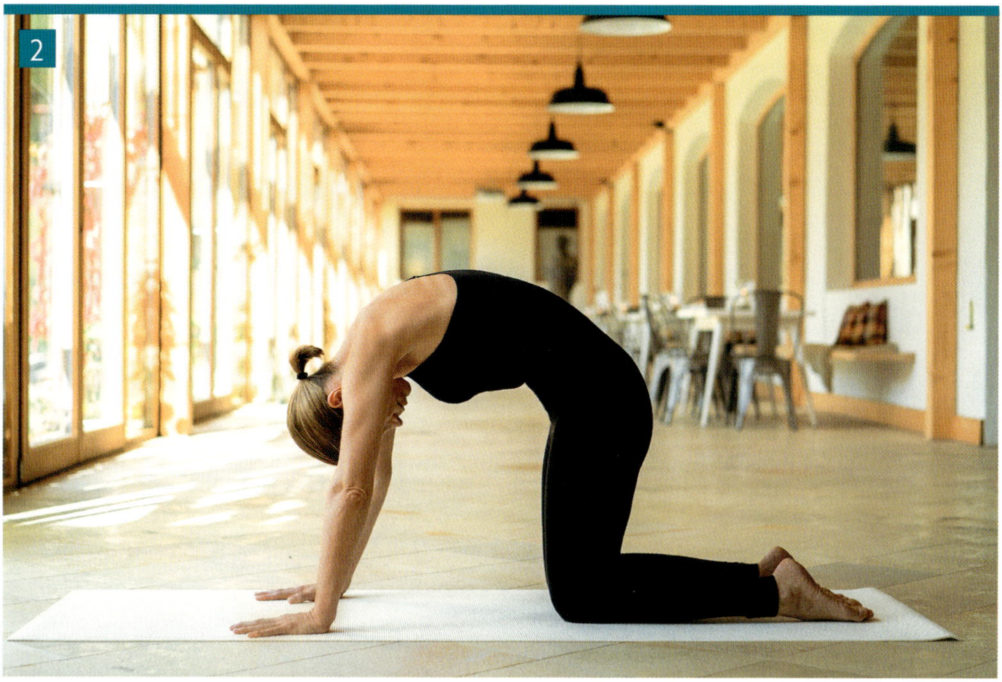
2

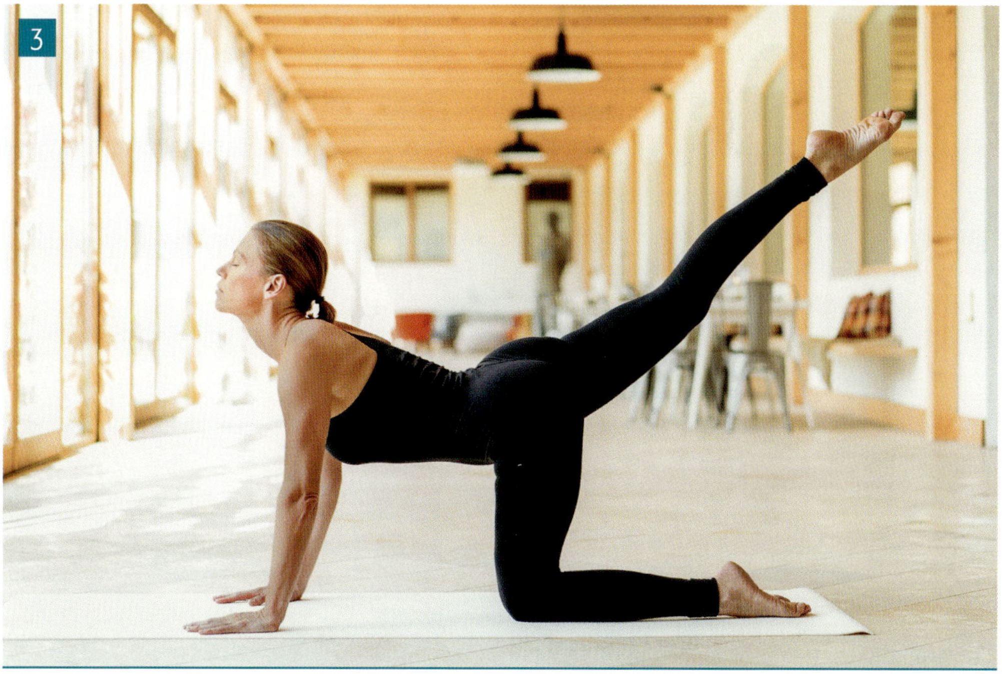
3

Übung in Seitenlage

Seelenkontakt

1+2 Legen Sie sich auf die rechte Körperseite und stützen Sie sich mit dem rechten Unterarm so auf der Matte ab, dass der Ellenbogen unter der rechten Schulter positioniert ist. Winkeln Sie das rechte Bein leicht an, die linke Hand liegt auf der linken Hüfte. Atmen Sie vorbereitend durch die Nase ein und heben Sie beim Ausatmen das Becken vom Boden ab. Atmen Sie durch die Nase ein und lösen Sie mit der nächsten Ausatmung das obere Bein vom Boden. Atmen Sie generell während der gesamten Übung durch die Nase ein und durch den geöffneten Mund sanft hauchend aus. Wiederholen Sie das Heben und Senken des Beines einige Male, bis Sie die Beinaußenseite gut durchblutet und warm spüren können. Das Becken bleibt während der gesamten Bewegung ruhig.

3 Legen Sie Ihren Körper dann komplett ab und lassen Sie den Kopf entspannt in der Handfläche Ihres gebeugten Arms ruhen. Beugen Sie auch die Beine leicht an und reiben Sie mit der linken Hand und etwas Druck Ihre linke Körperseite (Brustkorb und Taille), bis dieser Bereich sich erwärmt. Atmen Sie tief in die linke Körperseite. Kommen Sie dann zum Entspannen in die Rückenlage und gönnen Sie sich etwas Zeit, um nachzuspüren.

Wechseln Sie dann die Seite und wiederholen Sie die Übung so oft, wie es sich für Sie gut anfühlt.

Wirkung:
Diese Übung formt die Taille, die Hüfte und die Beine und löst Verspannungen in der Brustkorbmuskulatur. Außerdem wird die Lunge durch einseitigen Druck stimuliert. Die Lunge steht für Kommunikation und diese Übung unterstützt, wie ihr Name bereits verrät, den sogenannten »Seelenkontakt«, der uns dabei hilft, das Innen nach Außen zu kehren. Unterdrücken Sie Traurigkeit, wann auch immer sie entsteht, nach Möglichkeit nicht, sondern lassen Sie den Tränen ruhig einmal freien Lauf.

TIPP Stellen Sie sich beim Heben und Senken des Beins vor, Ihr Becken würde in einem von der Decke baumelnden Gurt hängen. Diese Visualisierung hilft Ihnen, die Schultern zu entlasten und generell weniger Kraft einzusetzen. Ziehen Sie das Steißbein in Gedanken in Richtung Füße und spüren Sie in den Abstand Ihres Beckens zum Boden hinein.

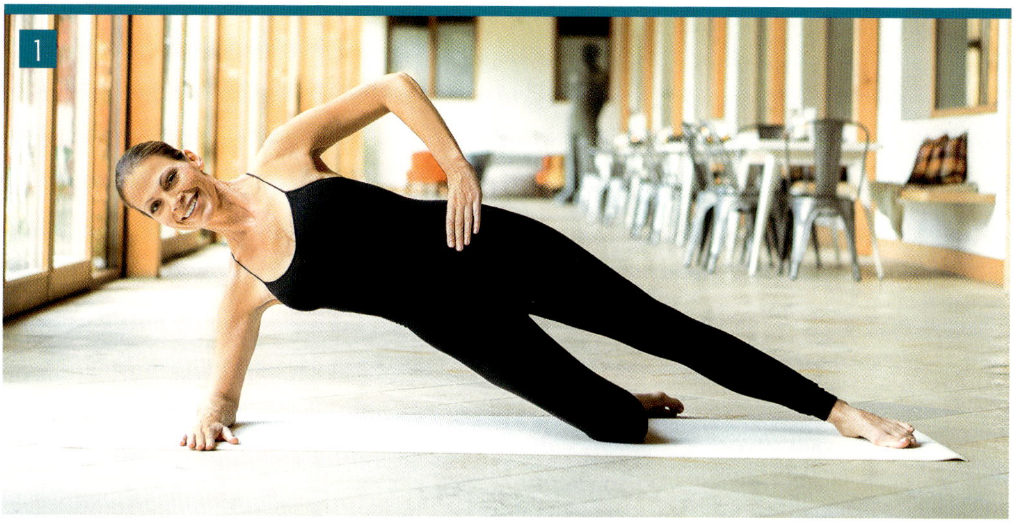
1

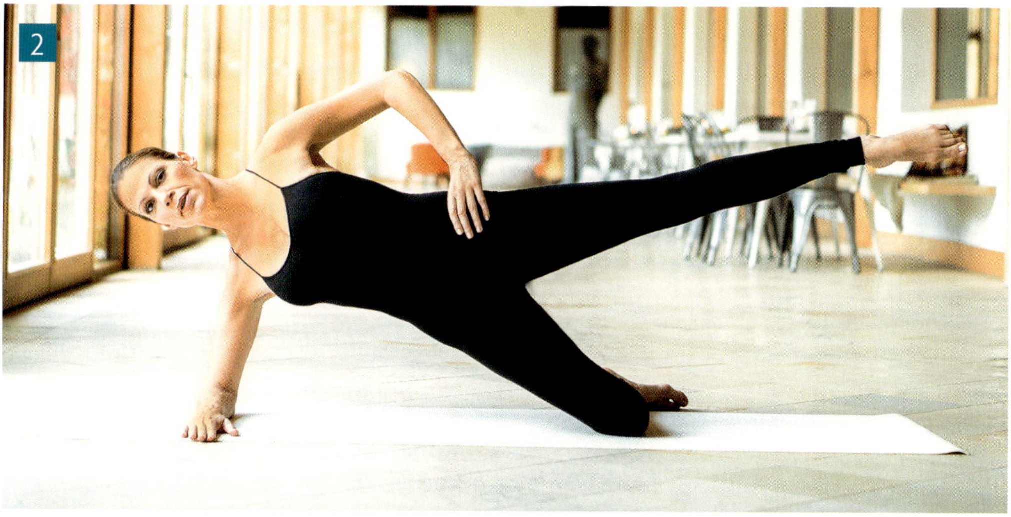
2

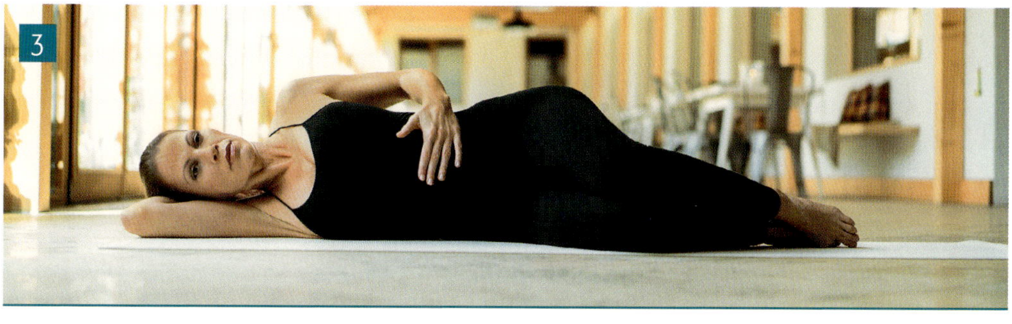
3

Übung in Bauchlage

Schaukelpferd

1+2 Sie liegen in der Bauchlage auf einer weichen Unterlage. Beugen Sie beide Beine so, dass die Fußsohlen zur Decke schauen. Die Arme schieben sich neben dem Körper in Richtung Füße. Heben Sie den Oberkörper und die Oberschenkel etwas an, sodass sich die Körpervorderseite öffnen kann. Halten Sie diese Position. Wenn Sie möchten, können Sie die Position noch intensivieren, indem Sie mit den Händen die Sprunggelenke fassen.

Spüren Sie Ihre Beckenknochen auf dem Boden wie die Kufen eines Schaukelpferds. Lassen Sie Ihre Atmung ganz ruhig, weich und offen fließen und beobachten Sie, ob Ihr Körper von allein zu schaukeln beginnt. Wenn er dies tut, genießen Sie das Schaukeln, so lange es Ihnen guttut. Sollte kein Schaukeln entstehen, bleiben Sie einfach ruhig in der Position liegen und atmen für eine Weile in die Körpervorderseite. Gönnen Sie sich dann eine Pause, lassen Sie alle Anspannung los und entspannen Sie in der Bauchlage.
Wiederholen Sie diesen Bewegungsablauf bis zu 4-mal hintereinander.

Wirkung:
Diese Übung dehnt und stimuliert die gesamte Körpervorderseite. Zudem stärkt sie die emotionale Sicherheit und unterstützt auf mentaler Ebene die Fähigkeit, ruhig und offen zu sein.

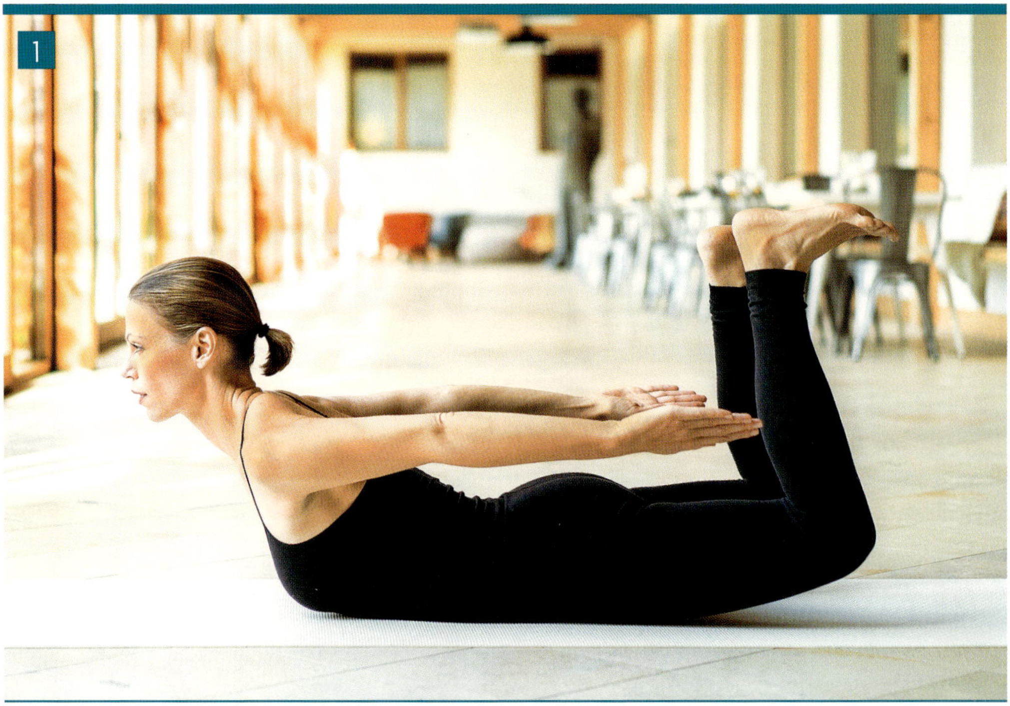

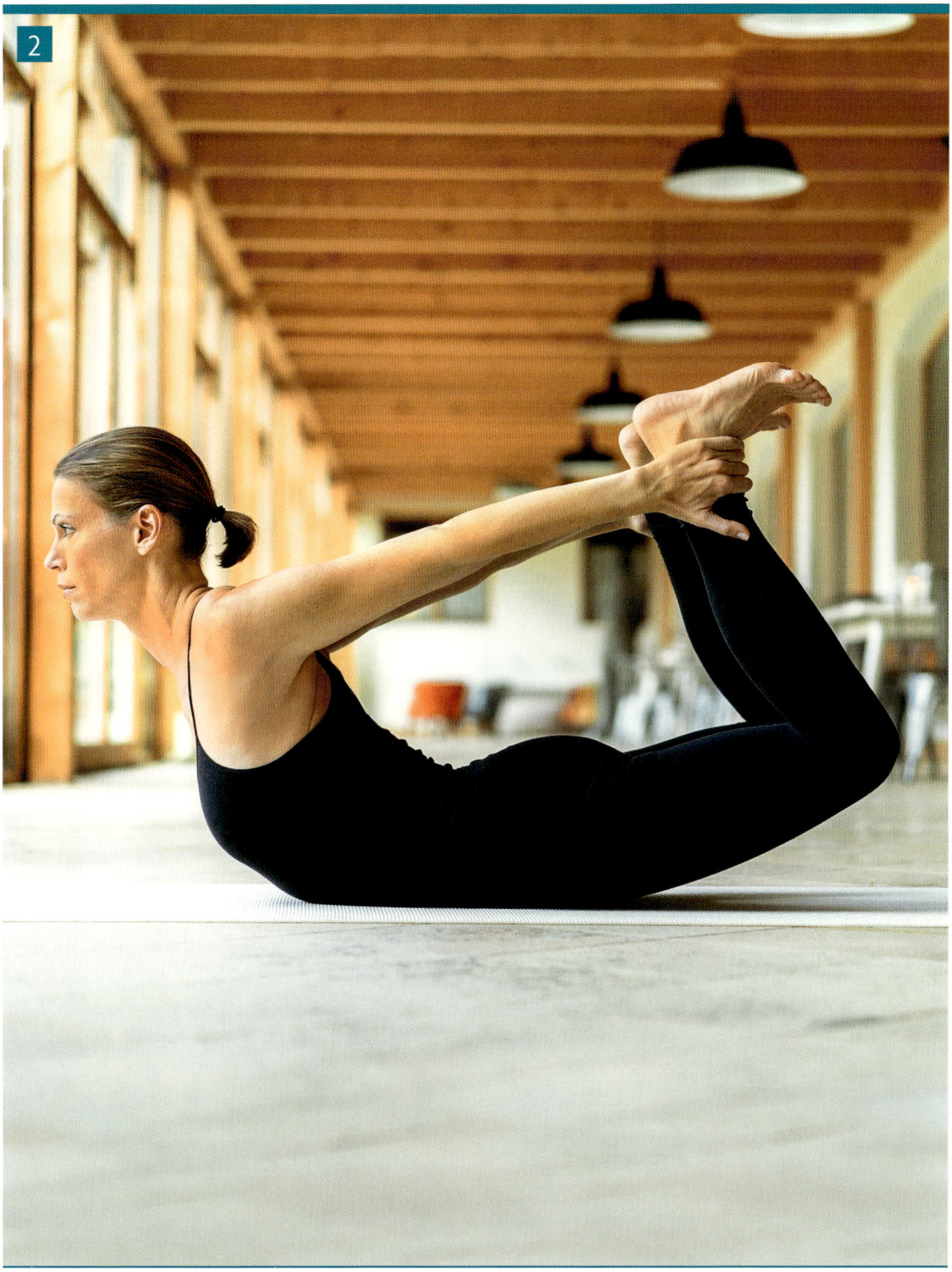

Übungen in Rückenlage

Glückliche Verdauung

Legen Sie sich auf den Rücken. Die Arme liegen entspannt links und rechts neben dem Körper, die Handflächen zeigen Richtung Decke, die Beine sind locker aufgestellt.

Lassen Sie den Atem kommen und gehen (so wie dies bei Ihnen ganz automatisch der Fall ist), die Bauchdecke bleibt dabei ganz entspannt.

1+2 Stellen Sie sich nun vor, wie große Wellen durch Ihren Bauchraum gehen, und lassen Sie Ihren Bauch sich entsprechend bewegen. Häufig dauert es ein bisschen, bis der Bauch sich großzügig bewegen lässt. Beobachten Sie die Bewegung, die sich einstellt, ohne zu bewerten.

Bleiben Sie für etwa 1 Minute in dieser Bauchwelle, die sich vom Oberbauch über die Nabelgegend bis zum Unterbauch schiebt. Es bewegt sich also die ganze Bauchdecke.

Legen Sie dann die Hände an den Hinterkopf und lenken Sie die Bauchdecke zur Wirbelsäule. Stellen Sie sich dabei vor, der Bauchraum und der Rücken würden sich magnetisch anziehen. Heben Sie den Kopf und die Schulterpartie vom Boden ab, sodass Sie die Kraft in Ihrem Bauch spüren können. Halten Sie für einige Atemzüge Kopf und Schultern in der Luft und legen Sie sie dann wieder ab, die Arme kommen zurück neben den Körper. Starten Sie die nächste Bewegungswelle im Bauchraum.
Wiederholen Sie die Übung etwa 6-mal und versuchen Sie, den Oberkörper von Mal zu Mal länger in der Luft zu halten.

Wirkung:
Diese Übung kräftigt die Bauchmuskeln und regt die (träge) Verdauung an. Verdauung und Stress hängen eng zusammen. Bei sensiblen Menschen reagiert das Verdauungssystem bereits auf kleinste Veränderungen – manchmal reicht es schon, sich z. B. an einem anderen Ort zu befinden. Diese Übung hilft Ihnen, alles wieder in Balance und ins Fließen zu bringen.

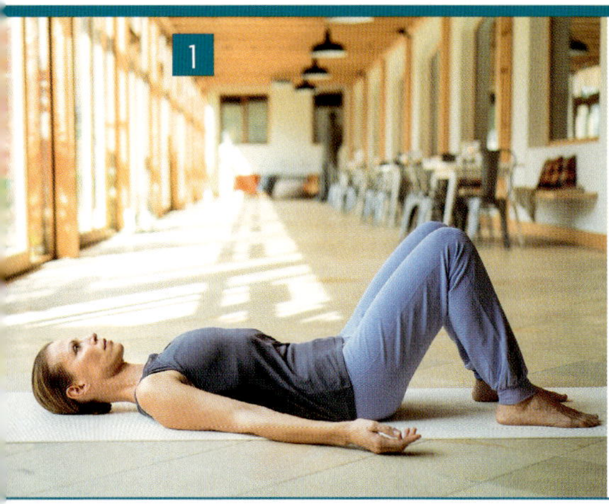

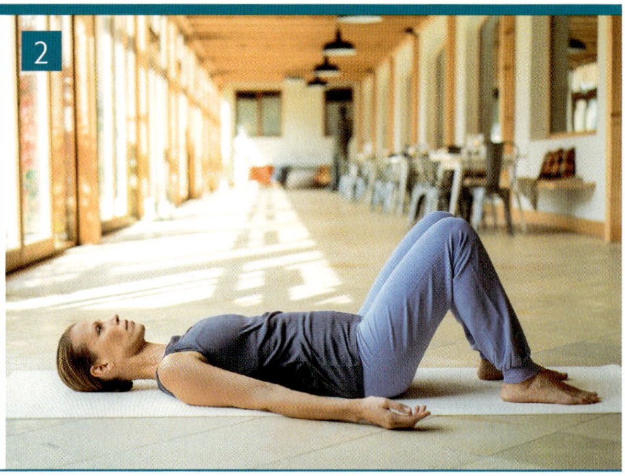

Gallenschlange

Legen Sie sich auf den Rücken, die Beine sind ausgestreckt und berühren sich gegenseitig. Die Arme sind nach oben ausgestreckt und liegen ebenfalls auf dem Boden, die Handflächen schauen zur Decke.

1+2 Schieben Sie dann zunächst die Beine am Boden entlang nach rechts, bevor Sie dann auch mit dem Oberkörper und den Armen folgen, sodass Ihr gesamter Körper in einer Halbmondposition zum Liegen kommt. Die Schulterblätter bleiben dabei am Boden. Verweilen Sie für ein paar Atemzüge in dieser Position und bleiben Sie so locker wie möglich; stellen Sie sich vor, Ihren Körper in die Matte hineinsinken zu lassen. Mit der Ausatmung lassen Sie Beine und Arme wieder voll in die Streckung kommen.

Mit der nächsten Einatmung ziehen Sie beide Beine am Boden entlang leicht in die Beugung. Gleichzeitig beugen Sie auch die Arme. Ziehen Sie den Körper dabei so weit wie möglich auseinander. Stellen Sie sich vor, an Ihren Beinen und Armen wird immer mehr gezogen, sodass der Halbmond mehr Zugspannung erfährt. Bleiben Sie einige Atemzüge in dieser Position und lenken Sie Ihre Atmung in die offene Körperseite hinein. Kommen Sie dann zur Mitte zurück, ziehen Sie die Oberschenkel Richtung Bauch und machen Sie sich klein wie ein Päckchen.
Wiederholen Sie die Übung dann auf der anderen Seite. Üben Sie jede Seite insgesamt 3-mal.

Wirkung:
Diese Übung wirkt sich positiv auf die Gallenblase aus und unterstützt Sie dabei, klare Entscheidungen zu treffen. Sie fördert zudem die Durchlässigkeit in der Körperaußenseite (löst feste Strukturen, fördert die Flexibilität) und dehnt die Flanke.

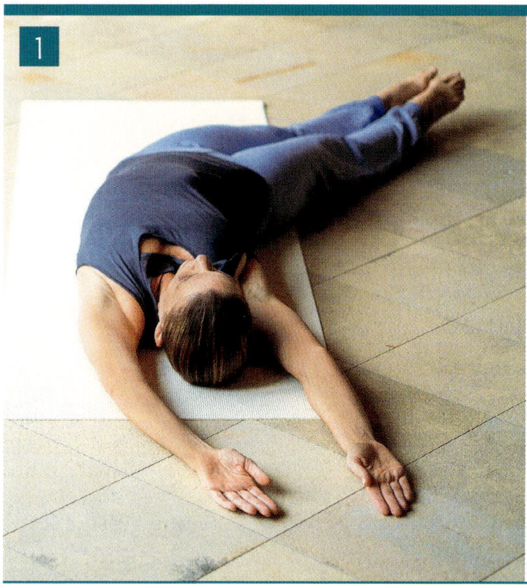

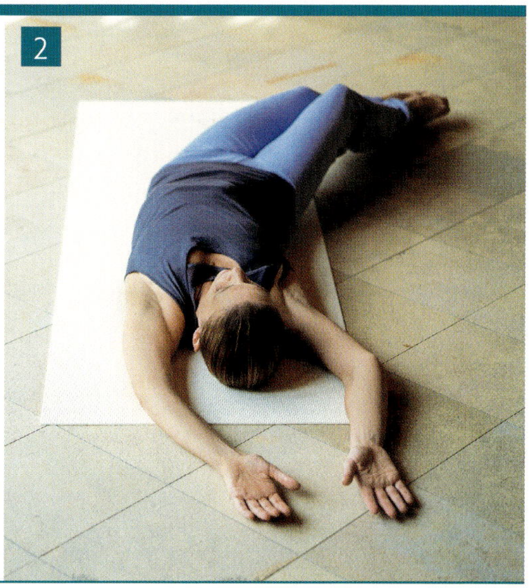

Einbeinbrücke

Sie liegen in der Rückenlage und stellen Ihre Füße so auf, dass die Fersen unter den Kniegelenken zum Stehen kommen. Die Füße sind dabei so weit voneinander entfernt, dass ein weiterer Fuß zwischen die beiden passen würde. Die Arme liegen links und rechts neben dem Körper, Handinnenflächen zeigen zum Boden. Atmen Sie zur Vorbereitung über die Nase in den Brustkorb hinein und rollen Sie dann mit der Ausatmung Ihr Becken Wirbel für Wirbel nach oben auf. Die Bewegung beginnt am Steißbein und endet zwischen den Schulterblättern. Gehen Sie so weit nach oben, bis Sie Ihr Gewicht bereits auf den Schultern spüren, Ihr Nacken sich aber noch entspannt anfühlt.

1+2 Verlagern Sie das Körpergewicht auf das linke Bein, lösen Sie das rechte vom Boden und strecken Sie es mit der Einatmung nach oben Richtung Decke. Ausatmend senken Sie das Bein wieder, bis die Knie parallel ausgerichtet sind. Ihre Oberschenkel befinden sich in einer Ebene, das Bein bleibt in der Luft. Halten Sie diese Position für einige Atemzüge und stellen Sie sich dabei in jeder Ausatmung vor, wie das rechte Bein in der Luft immer etwas länger wird, als würde jemand an Ihrem großen Zeh ziehen.

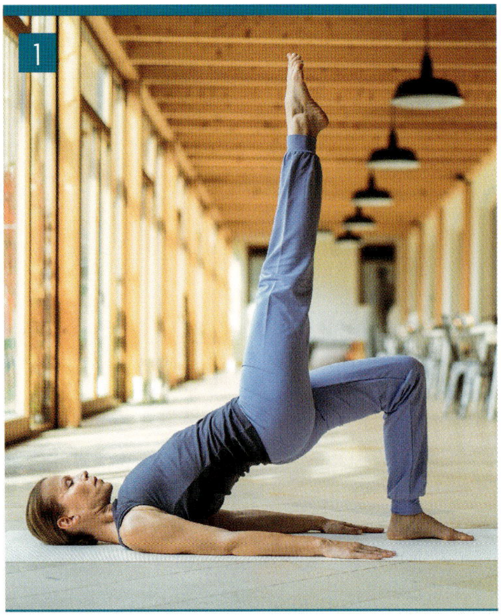

Stellen Sie dann das rechte Bein auf den Boden zurück und rollen Sie Ihren Rücken Wirbel für Wirbel in die Ausgangsposition zurück.

3 Ziehen Sie zum Ruhen und Nachspüren Ihre Oberschenkel zum Bauch.
Wiederholen Sie die Übung nach ausreichender Ruhe auf der anderen Seite.

Wirkung:
Diese Übung mobilisiert die Wirbelsäule, kräftigt die Gesäßmuskeln und dehnt die Hüftgelenksmuskeln. Sie aktiviert die Bauchspeicheldrüse und die Milz, die die Verdauungssäfte anregt und an der Aufrechterhaltung des Säure-Basen-Haushalts beteiligt ist. Auf emotionaler Ebene geht es darum, mit beiden Beinen auf dem Boden zu stehen und in einen positiven Kontakt mit der Umwelt zu kommen.

TIPP Achten Sie während der gesamten Übung auf die Position Ihres Beckens: Beide Beckenknochen bleiben fortwährend auf einer Ebene und mittig, als wäre Ihr Becken auf einem kleinen Hocker abgelegt, der Sie trägt und stützt.

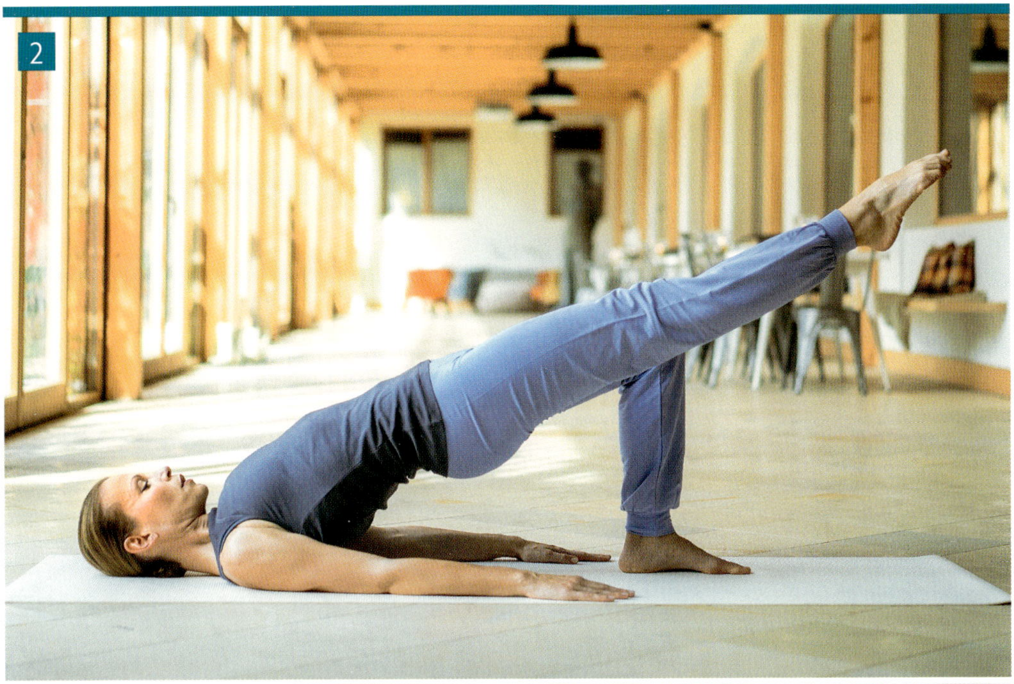
2

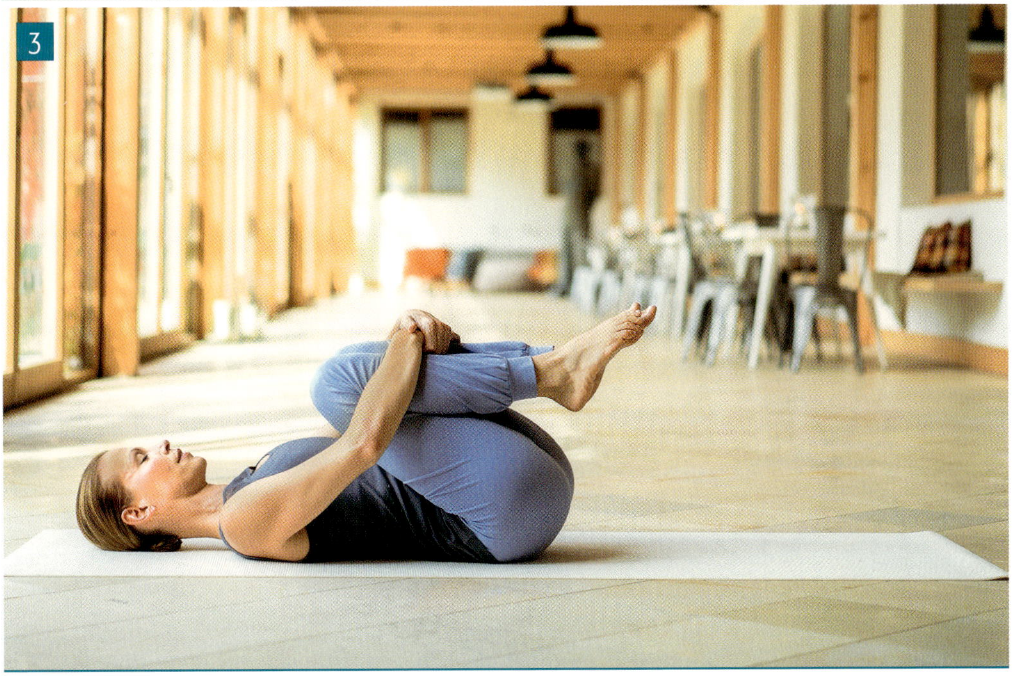
3

Radfahren für den Darm

1+2 Führen Sie in der Rückenlage beide Beine nacheinander zur Decke. Die Beine stehen dabei senkrecht über den Hüftgelenken. Die Arme liegen neben dem Körper, die Handflächen schauen Richtung Boden und die Fingerspitzen ziehen zum unteren Mattenrand. Der Hinterkopf wiederum zieht zum oberen Mattenrand, sodass die Wirbelsäule sich zu ihrer vollen Länge entfalten kann.

Atmen Sie vorbereitend und bewusst ein und lenken Sie dann die Bauchdecke beim Ausatmen nach innen, die Rippenbögen gehen dabei Richtung Becken. In der nächsten Ausatmung schieben Sie ein Bein lang nach vorne in Richtung des unteren Mattenrands und lassen es etwa 30 cm über dem Boden schweben. Das andere Knie zieht zur Brust.
Halten Sie diese Position während der nächsten Einatmung. Beim nächsten Ausatmen tauschen Sie die Position der Beine und kommen so in eine Art langsame Radfahrbewegung. Beachten Sie dabei, dass Ihr langes Bein immer wieder zuerst nach oben mit den Zehen zur Decke gestreckt wird und erst dann weiter nach vorne »radelt«.
Bleiben Sie in der Oberschenkelvorderseite und in der Hüfte so locker wie möglich.
Machen Sie die Übung solange, bis Sie Ihre Bauchmuskulatur deutlich spüren, und sie Ihnen guttut.

Wirkung:
Mit dieser Übung aktivieren Sie die Kraft in Ihrem Körperzentrum. Die Bewegungsführung sorgt für ein harmonisches Zusammenspiel von Beckenboden, tiefliegender Bauch- und Rückenmuskulatur. Bei jeder Beinstreckung wird der Dünndarm aktiviert, bei jeder Beugung der Dickdarm. Rückstände im Darm können aus naturheilkundlicher Sicht zu schweren chronischen Erkrankung führen – diese Übung unterstützt den Darm optimal bei der Ausscheidung von unverdaulichen Reststoffen aus der Nahrung.

Tipp:
Beobachten Sie, wie sich das Radeln rückwärts anfühlt.

Energiepusch

Ausgangsposition ist die Rückenlage. Stellen Sie die Fußaußenkanten auf und lassen Sie die Fußsohlen sich berühren. Die Knie fallen dabei nach außen. Atmen Sie völlig entspannt in den Bauch hinein und lassen Sie diesen dabei ganz weich werden.

3 Gehen Sie mit Daumen und Zeigefinger etwa drei Fingerbreit unter Ihren Bauchnabel und massieren Sie das Bauchgewebe durch leichtes Kneifen mit dem Daumen und den restlichen Fingern.

4 Nach etwa einer Minute beginnen Sie dann, den gelösten, entspannten Bauch mit den Händen Richtung Boden zu drücken und ihn dort zu halten, während Sie ruhig und fließend weiteratmen. Laden Sie ihren Bauchraum mit jeder Ausatmung ein, noch weiter loszulassen.

Wirkung:
Dieser Übung wird eine entspannende Wirkung auf die Bauchorgane zugeschrieben. Sie regt den Kreislauf an und gibt dem Körper neue Energie – und Antrieb.

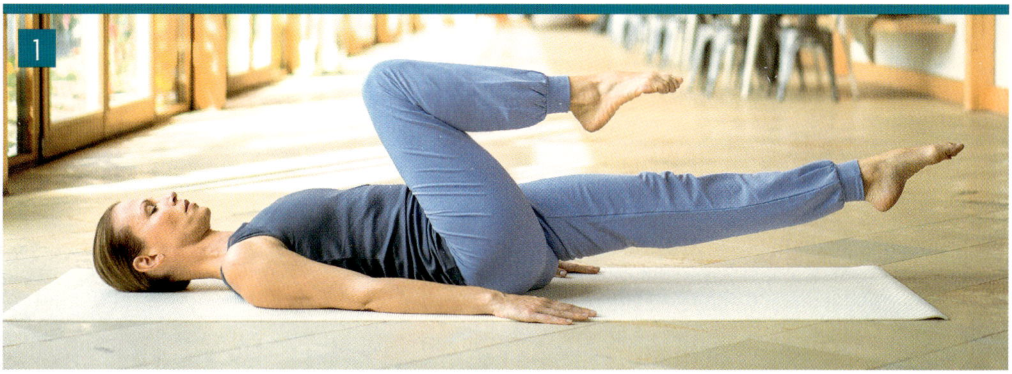
1

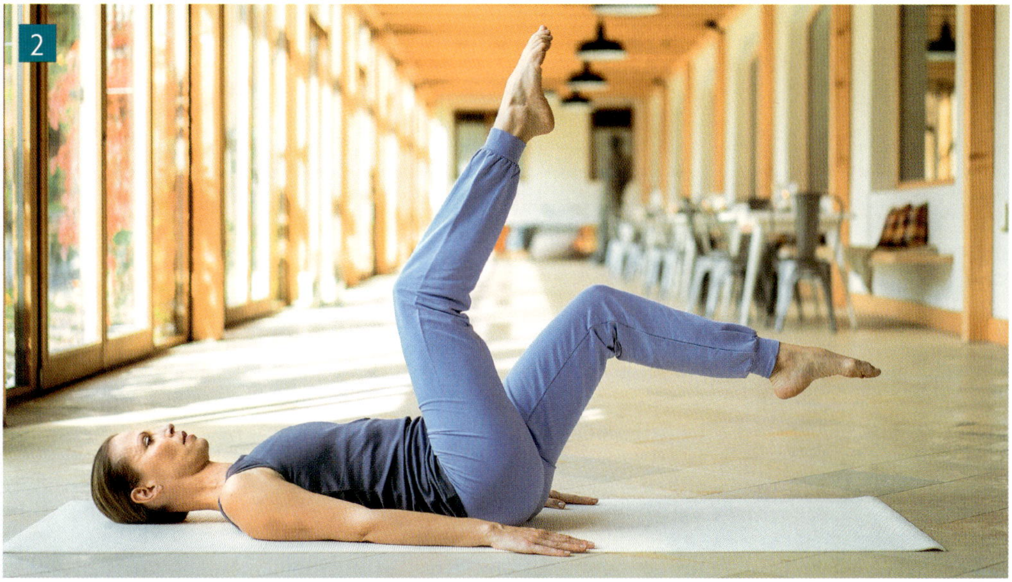
2

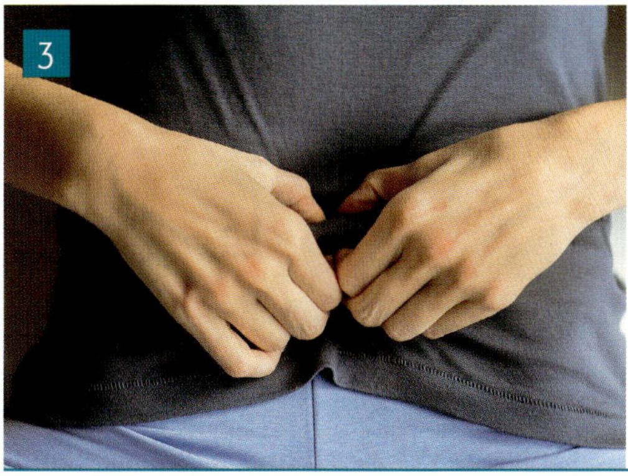
3

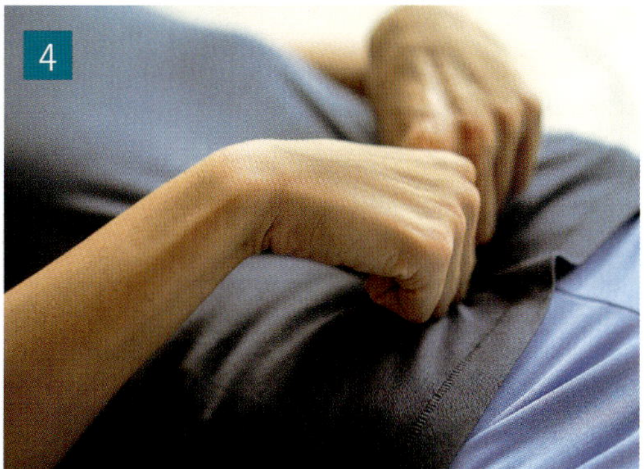
4

Entspannung

1 In der Rückenlage kann der Körper sehr gut entspannen. Legen Sie sich gemütlich auf den Rücken, die Arme befinden sich in einem angenehmen Abstand zum Körper neben Ihnen, die Handflächen zeigen nach oben.

Legen Sie alles, was drückt oder stört, zur Seite, z.B. Uhr, Brille oder Haargummi. Achten Sie darauf, dass Ihre Füße und der gesamte Körper während der Übung warm bleiben. Bei Bedarf decken Sie sich zu.
Der Geist ist wach, während der Körper auf der Matte ruht und der Atem frei fließt. Geben Sie nach und nach vertrauensvoll Ihr gesamtes Gewicht an den Boden ab. Der Körper sinkt in den Boden und wird mit jeder Ausatmung noch schwerer. Beim Einatmen stellen Sie sich vor, wie etwas Reines, Frisches, Nährendes Ihre Zellen erreicht. Beim Ausatmen lassen Sie alles los, was Sie auf körperlicher und emotionaler Ebene belastet. Spüren Sie Ihren Atem im gesamten Rumpf und lassen Sie ihn Ihre Organe durch leichtes Schaukeln sanft massieren. Sagen Sie zu sich selbst: Ich vertraue meinen inneren Ordnungskräften. Ich bin im Kontakt mit meiner Kraft und meinen Gefühlen. Ich bin geschützt und gehe gut mit meinen Kräften um. Ich vertraue auf die Unterstützung meiner Organe und bin gut zu mir.

Wirkung:
Die Übung kräftigt und erfrischt Körper und Geist, beseitigt Müdigkeit und wirkt besänftigend auf das gesamte Körpersystem. Die Reinigungsorgane Niere, Haut, Lunge und Darm können durch die Entspannung die aktivierten Abfallstoffe in aller Ruhe verarbeiten.

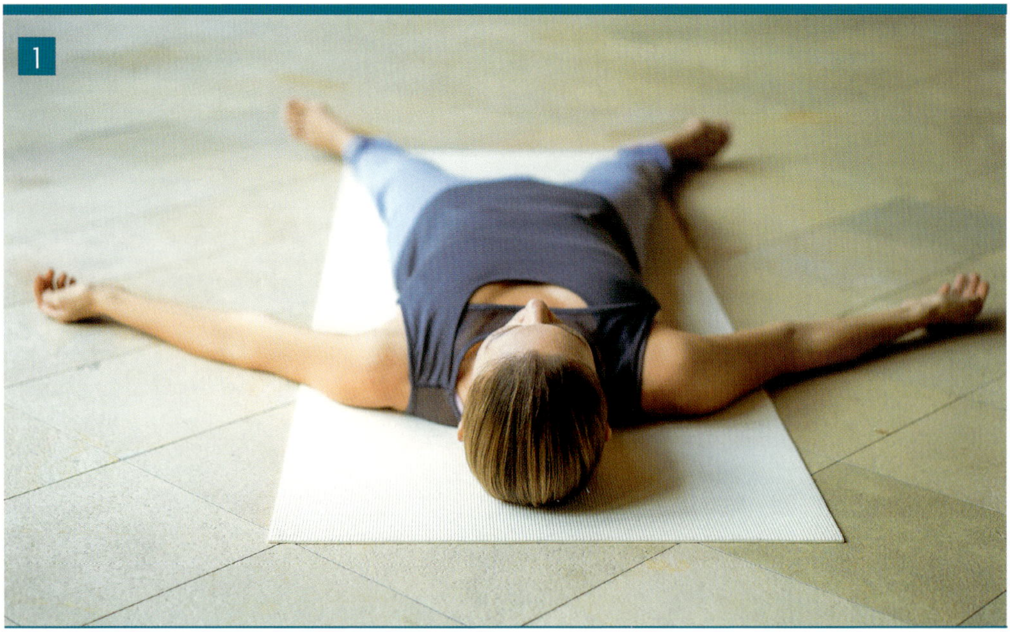

TIPP Wenn Sie in dieser Position Beschwerden in der Lendenwirbelsäule haben, können Sie sich eine Deckenrolle unter die Knie legen und gegebenenfalls auch ein kleines Kissen unter den Kopf.

Ihr persönliches Bewegungsprogramm

Im Folgenden habe ich Ihnen zwei Beispiele für eine Bewegungspraxis zusammengestellt; einmal für 30 Minuten und einmal für 60 Minuten. Sie können sich Ihr persönliches Bewegungsprogramm aber ganz nach Ihren eigenen Wünschen, Bedürfnissen und Vorlieben gestalten. Probieren Sie aus, was Ihnen guttut.

Wenn Sie sich z. B. drei Übungen aussuchen, empfehle ich, verschiedene Übungsarten zu kombinieren, d. h. eine Übung im Stehen, eine im Sitzen, eine im Liegen etc. Schön ist es, wenn das Übungsprogramm von Einstimmung und Entspannung umrahmt wird.

Kleiner Tipp: Wenn Sie nur ganz wenig Zeit haben, reicht es schon, wenn Sie sich eine Übung aussuchen, die Sie z. B. am Morgen ausführen.

30 Minuten Detox-Bewegungspraxis

Einstimmung (Detox-Bauchatmung, Stress abschütteln)
Wirbelsäulenschraube
Halskette
Fliegender Sitz
Brücke
Radfahren für den Darm
Gallenschlange

Entspannung

60 Minuten Detox-Bewegungspraxis

Einstimmung (Detox-Bauchatmung, Stress abschütteln)
Standfest verwurzelt
Arme kreisen
Brennnessel
Kugelrund
Nierenschub
Klatschen
Rückenwelle
Seelenkontakt
Schaukelpferd
Glückliche Verdauung
Einbeinbrücke
Energiepusch

Entspannung

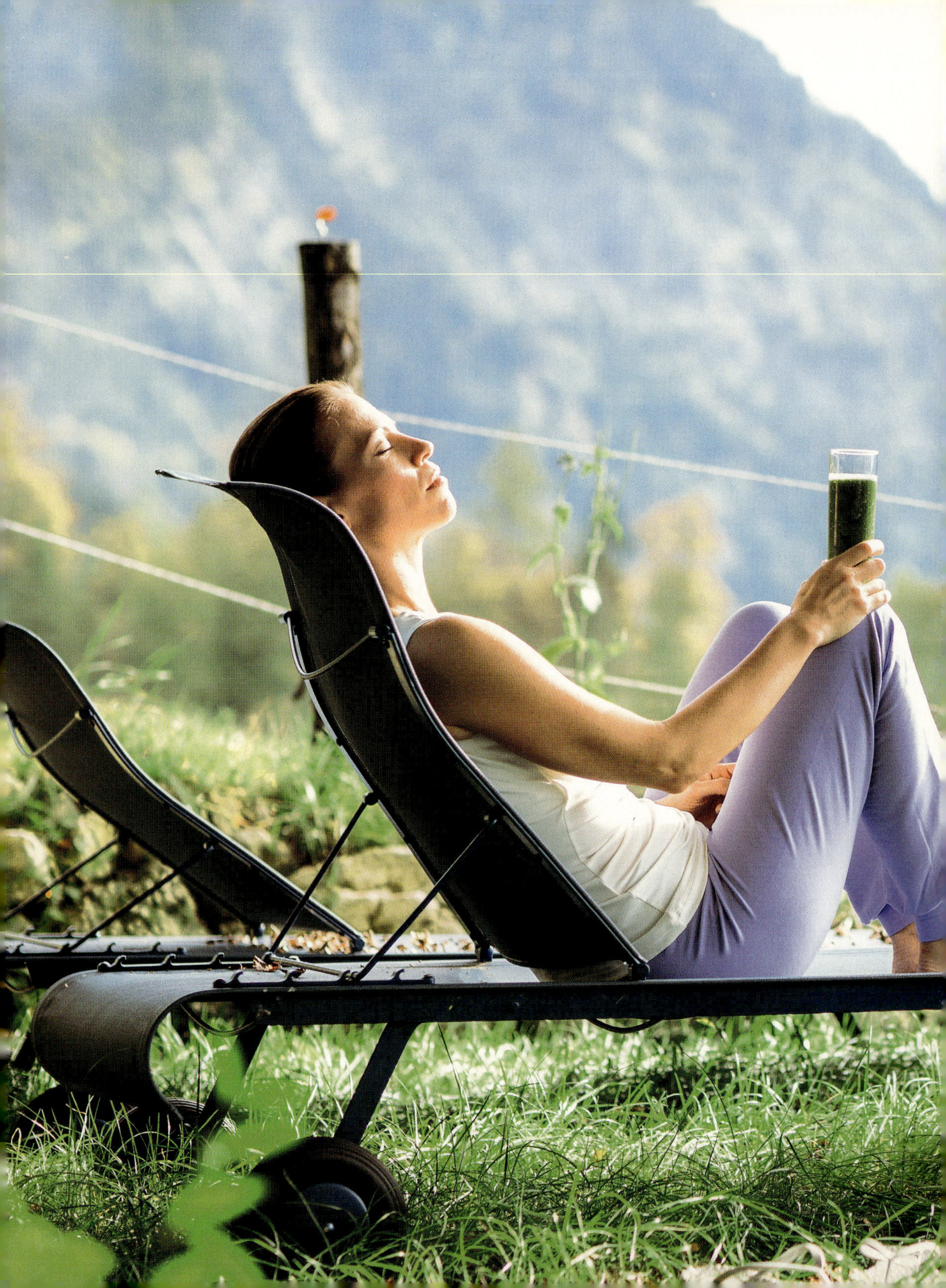

Körperliche und mentale Reinigung

Ein erfolgreiches Detox-Programm umfasst neben einer toxinarmen Ernährung und einer unterstützenden Detox-Bewegungspraxis auch die gezielte und sorgfältige Pflege von Körper, Geist und Seele. Es ist notwendig, in jeder Hinsicht gut für sich zu sorgen. Die richtige Pflege regt den Kreislauf an, unterstützt die Schweißbildung, die Stoffwechselgifte aus dem Körper leitet, und führt dazu, dass Sie sich in Ihrer Haut rundum wohl fühlen.

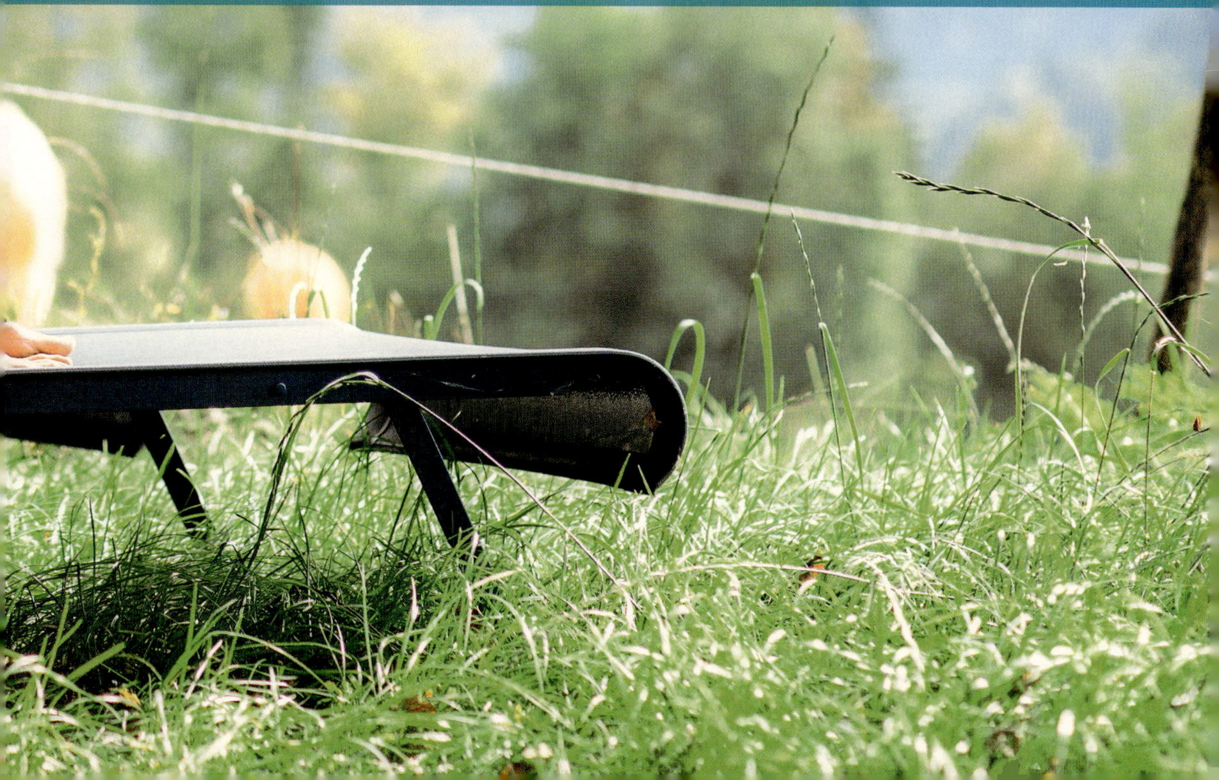

Einstimmung

Detox zu praktizieren bedeutet nicht nur, den Müllberg zu reduzieren, mehr Bioprodukte einzukaufen und sich vorwiegend pflanzlich zu ernähren, sondern auch im Bereich Körperpflege und Kosmetik nach gesünderen und nachhaltigen Methoden und Produkten zu suchen.
Ähnlich wie in der Küche auch ist es dabei so, dass die einfachen Sachen oft am effektivsten sind.
In diesem Kapitel erfahren Sie, wie Sie sich täglich pflegen können, um einerseits Ihre Vitalität zu stärken und andererseits möglichst wenig Verunreinigung über Kosmetik aufzunehmen bzw. den Abbau von bereits bestehenden Rückständen gezielt zu unterstützen. Diese Maßnahmen lassen sich ganz einfach in Ihren täglichen Tagesablauf einbauen, wobei Sie vermutlich vor allem morgens etwas mehr Zeit im Bad einplanen sollten als sonst.
Wie bei Lebensmitteln lohnt sich auch bei der Auswahl der Pflegeprodukte ein kritisch prüfender Blick auf die Inhaltsstoffe. Auch bei der Körperpflege geht es darum, bestimmte Inhaltsstoffe zu reduzieren. Probieren Sie aus, wie Ihnen die Reinigungsrituale bekommen, vielleicht wollen Sie auf einige auch nach der Detox-Zeit nicht mehr verzichten.
Am Schluss dieses Kapitels erwarten Sie einige Tipps, wie Sie sich mental reinigen können.

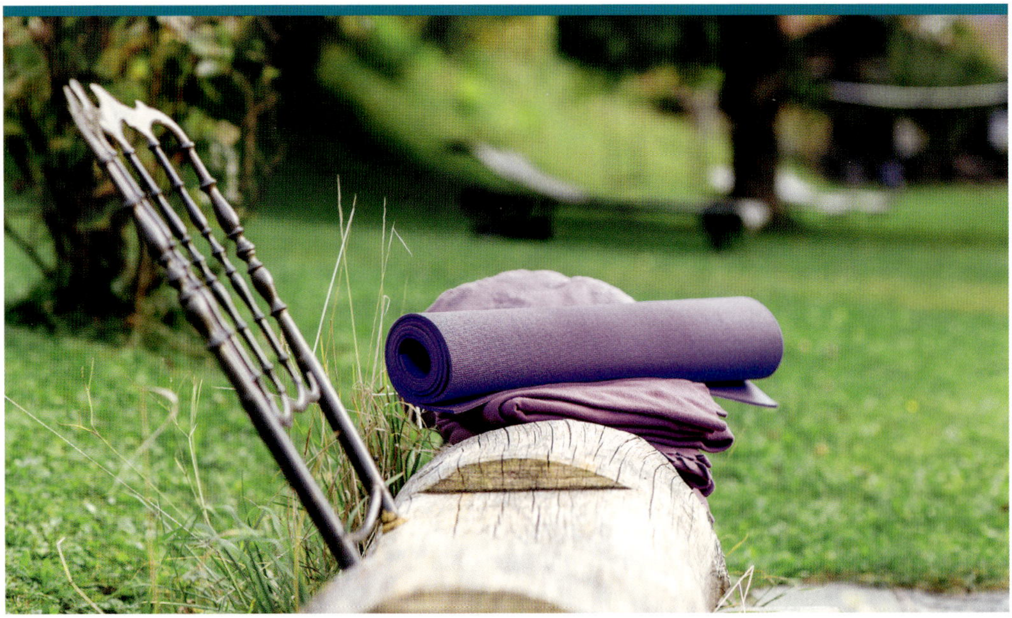

Bereiten Sie sich gut auf Ihre Praxis vor.

Körperpflege

Mit ein paar einfachen Methoden können Sie Ihren Körper bei der Entgiftung unterstützen. Probieren Sie aus, was Ihnen guttut. Vielleicht übernehmen Sie das ein oder andere auch nach der Detox-Kur in Ihren Alltag.

Mund- und Nasenraum

Mit den Reinigungsritualien für Mund und Nase können Sie Giftstoffe schon entfernen, bevor sie in den Körper gelangen.

Zungenreinigung

Die Praxis der Zungenreinigung ist schon lange bekannt und in vielen asiatischen Ländern selbstverständlich. Besonders in Indien steht eine rosafarbene Zunge für eine gute Gesundheit. Das Tolle bei der Zungenreinigung ist: Mit einem minimalen Zeitaufwand erreichen Sie eine maximale Wirkung.

Für die Zungenreinigung benötigen Sie einen Zungenreiniger. Besonders empfehlenswert ist ein Exemplar aus Kupfer, Silber oder Edelstahl, denn diese lassen sich leicht reinigen und haben eine lange Lebensdauer. Mit einem solchen Instrument lässt sich überschüssiger Belag behutsam und ohne Nebenwirkungen von der Zungenoberfläche entfernen. Dieser Belag ist ein Zeichen für Stoffwechselablagerungen, eine Folge der Ausscheidungsprozesse im Körper, und zeigt eine eher schwache Verdauungskraft an. Er bildet den Nährboden für Bakterien und Pilze, die zu Erkrankungen der Mundschleimhaut und zu Parodontose führen können. Außerdem entstehen durch die Zersetzungsprozesse Gase, die für Mundgeruch verantwortlich sind. Der Zungenbelag belastet den Körper unnötig und sollte nicht wieder in den Körper gelangen.

Anwendung:

Führen Sie die Zungenreinigung vorzugsweise als Erstes morgens nach dem Aufstehen durch. Dadurch wird der Belag, der sich über Nacht gebildet hat, entfernt. Trinken und essen Sie vorher nichts, damit die Schadstoffe nicht wieder in der Körper gelangen. Die Anwendung selbst ist denkbar einfach: Ziehen Sie den Zungenreiniger mit leichtem Druck einige Male vom hinteren Gaumenbereich zur Zungenspitze. Wiederholen Sie diese Bewegung so lange, bis kein Belag mehr im Reiniger hängen bleibt. Spülen Sie dann den Mund aus und den Zungenschaber unter fließendem Wasser gründlich ab.

Wirkung:

Durch das Abtragen des Zungenbelags unterstützen Sie Ihren Organismus bei der Reinigung. Außerdem verbessern Sie Ihr Geschmacksempfinden, da Sie bei der Zungenreinigung automatisch auch die Geschmacksknospen (Papillen) mitreinigen.

Ölziehen

Ölziehen ist eine simple Methode der Mund- und Zahnreinigung, die von jedermann anwendbar, umweltfreundlich, preisgünstig und dabei sehr effektiv ist. Die sich im Mundraum – insbesondere an den Zahnherden – ansammelnden Krankheitskeime, Bakterien und Giftstoffe werden mit dem Öl gebunden und auf diese Weise aus dem Mundraum entfernt. Zusätzlich zur Zahn- und Mundraumpflege entfaltet diese Methode ihre positiven Wirkungen auch auf anderen Ebenen des Körpers und hilft sowohl bei der Vorbeugung als auch bei der Behandlung zahlreicher gesundheitlicher Beschwerden (wie Darmerkrankungen, Erkältungen, Ohrenschmerzen, Parodontose).

Anwendung:

Bewegen Sie eine kleine Menge (etwa 1 EL) hochwertiges Biopflanzenöl (ideal eignet sich dafür Sesamöl) in der Mundhöhle hin und her, ziehen Sie es durch die Zähne und spucken Sie es nach etwa fünf Minuten wieder aus. Der beste Zeitpunkt für diese Praxis ist täglich morgens nach dem Aufstehen auf nüchternen Magen – dann ist die Wirkung am größten. Achten Sie darauf, das Öl während und am Ende der Anwendung auf keinen Fall zu schlucken, da sich zahlreiche Giftstoffe darin angesammelt haben. Spucken Sie das Öl nach der Reinigungsprozedur nicht in den Abfluss, sondern in ein Taschentuch oder direkt in den Mülleimer, damit der Abfluss nicht verstopft und das Grundwasser nicht belastet wird. Putzen Sie im Anschluss an die Reinigung gründlich die Zähne.

Auch wenn das Ölziehen am Anfang vielleicht unangenehm erscheinen mag, wird es mit der Zeit zu einer unverzichtbaren Gewohnheit werden. Sehr angenehm ist es, dass sich die Zähne anschließend extrem sauber anfühlen. Und es ist in jedem Fall eine günstige, nachhaltige und schonende Alternative zu all den bunten Mundwässerchen, die eine Menge künstlicher und chemischer Stoffe enthalten.

Wirkung:

- gesteigerte Energie
- wacherer Geist
- freie Nasennebenhöhlen
- Linderung von Allergien
- positive Wirkung auf die Verdauung
- gesünderes Zahnfleisch und gesündere Zähne
- Vorbeugung von Mundgeruch
- hellere, weißere Zähne

Nasendusche

Ergänzend zu den Reinigungsritualen für Mund und Haut hat sich zur täglichen Pflege die Reinigung der Nasenhöhlen als wohltuend und heilsam herausgestellt. Vor allem bei akuten und chronischen Nebenhöhlenentzündungen oder auch bei einem einfachen Schnupfen ist die Nasendusche sehr empfehlenswert. So wird die Nase von unnötigen Schleimansammlungen befreit, was sehr erleichternd wirkt. Auch bei Allergien ist sie gut geeignet, um die reizenden Pollen aus der Nase zu spülen. Die ursprünglich aus der ayurvedischen Lehre stammende Reinigung hat heute mehr Bedeutung denn je. Über den inneren Verlauf der Meridiane stehen die Nebenhöhlen in Verbindung zum ganzen Körper. Das bedeutet generell, dass jede Reinigung, die Sie hier durchführen, Auswirkungen auf das gesamte Körpersystem hat.

Für die Reinigung der Nasenschleimhäute benötigen Sie ein Nasenkännchen, das aussieht wie eine kleine Mini-Gießkanne (z. B. Neti-Kännchen erhalten Sie im Ayurvedashop oder im Internet). Das im Biomarkt erhältliche Meersalz eignet sich gut für die Nasendusche. Nehmen Sie auf ein Kännchen etwa einen halben, flach gestrichenen Teelöffel und achten Sie darauf, dass das Meersalz sich im lauwarmen Wasser gut auflöst. Pro Nasenloch benötigen Sie etwa eine Kanne. Finden Sie die richtige Dosierung für sich heraus – wenn das Wasser in der Nase nicht unangenehm ist (also nicht brennt oder beißt), ist die Konzentration der Salzlösung genau richtig!

Anwendung:

- Füllen Sie das Nasenkännchen mit lauwarmem, leicht gesalzenem Wasser.
- Führen Sie den Schnabel des Kännchens leicht in ein Nasenloch ein.
- Neigen Sie den Kopf nach vorne übers Waschbecken und dann zur Seite (sodass das Nasenloch mit Kännchen das obere ist), öffnen Sie den Mund und heben Sie das Kännchen, bis das Wasser von selbst durch das untere Nasenloch wieder heraus läuft. Atmen Sie dabei ruhig und entspannt durch den offenen Mund ein und aus. Wenn das salzige Wasser Ihnen in den Rachen läuft, ändern Sie die Kopfposition.

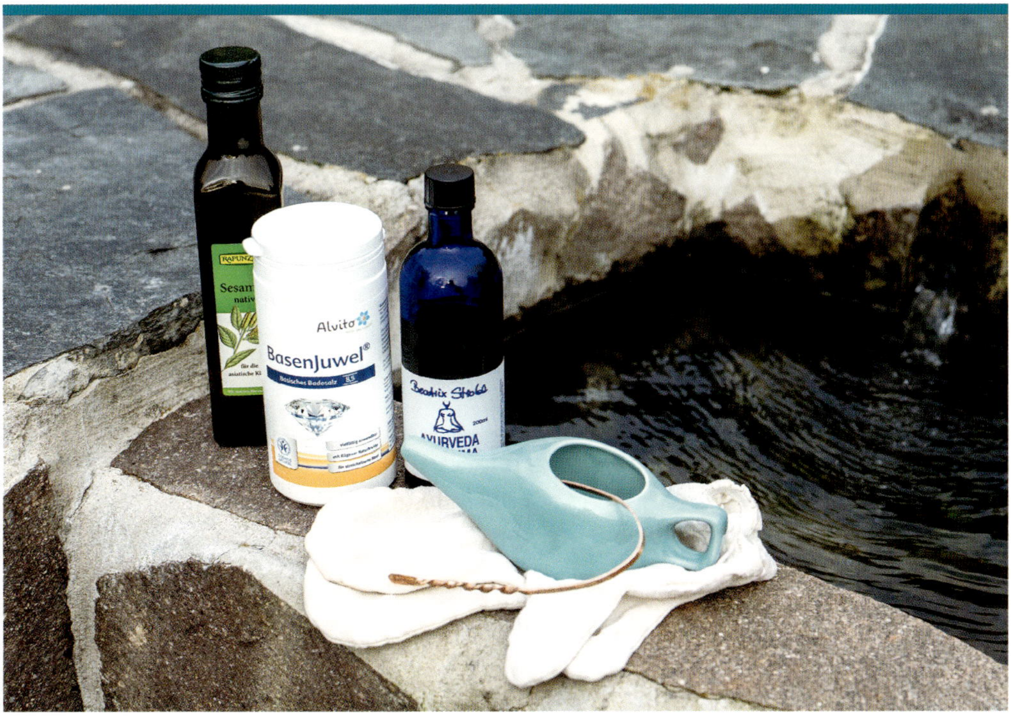

Öle, Basensalz, Mundspülöl, Rohseidenhandschuhe, Nasenkännchen und Zungenreiniger für Ihre Detox-Kur.

- Nach der Nasenspülung drehen Sie den Kopf zurück und atmen kräftig durch beide Nasenlöcher aus; mit einem Taschentuch können Sie das verbliebene Sekret auffangen.
- Wiederholen Sie die Nasenspülung mit dem anderen Nasenloch.

Wirkung:
Die Nasenspülung ist nach einiger Übung sehr angenehm und kann täglich durchgeführt werden. Sie unterstützt die natürliche Reinigungs- und Schutzfunktion der Nase und befreit sie von Staubpartikeln und Krankheitserregern. Das Salzwasser lässt die Schleimhäute abschwellen und unterstützt sie durch regelmäßige Stimulation in ihrer normalen und ganz natürlichen Abwehrfunktion. Die Schleimhäute werden gut befeuchtet, können so ihre Aufgabe der Filterung besser wahrnehmen und den Körper besser vor Giften schützen. Sie riechen intensiver, da die Riechrezeptoren im Nasendach wieder frei sind. Was für eine Lebensqualität!

Innere Organe

Mit den nachstehend beschriebenen Methoden helfen Sie Ihren Organen wie Leber, Niere und Darm, im Körper aufgenommene Giftstoffe auszuscheiden.

Darmreinigung

Jede Detox-Kur sollte mit einer möglichst vollständigen Darmentleerung beginnen, da sie die Entschlackung des Körpers in Gang setzt und fördert. Abführen können Sie mit Hilfe eines chemischen Mittels und ggf. eines Öl-Einlaufs. Schwangere und stillende Frauen, aber auch alle, die eine chronische Krankheit haben, sollten eine Darmreinigung nicht ohne den Rat eines Arztes durchführen. Eine ideale Vorbereitung für die Darmreinigung ist das Kochen mit dem ayurvedischen Fett Ghee, das den Stuhl weich macht, Schlacken und Giftstoffe bindet und löst. Anschließend leiten Sie die nun im Darm angesammelten Gifte und Schlacken mit Hilfe eines darmreinigenden Mittels aus, z. B. mit »Ozovit«. Es enthält Magnesiumperoxid und ist in allen Apotheken erhältlich.

Anwendung:
Lösen Sie das Pulver in einem Glas Wasser auf und trinken Sie die Lösung am Abend vor dem Schlafengehen langsam. Am nächsten Morgen sollte eine gründliche Darmentleerung erfolgen. Ist dies nicht der Fall, wiederholen Sie den Vorgang im Laufe des nächsten Tages. In dieser Zeit sollten Sie keine Nahrung oder nur sehr leichte Nahrung zu sich nehmen.
Ergänzend dazu können Sie sich auch Öl-Einläufe machen. Dazu werden 20 ml Sesamöl erwärmt und am besten abends mit einer Einlaufspritze in den Anus eingeführt. Der Körper behält das Öl und scheidet nur den nicht resorbierten Rest am Morgen mit dem Stuhlgang aus. Geeignete Spritzen und Einlaufschläuche sind in jeder Apotheke oder als Komplettset im Ayurvedashop erhältlich.

Wirkung:
Eine Darmreinigung erweckt die Selbstregulationskräfte des Körpers zu neuem Leben. Eine Darmreinigung entgiftet, aktiviert, belebt, reinigt und sorgt auf diese Weise für den Abbau vieler Altlasten, um Platz für das Neue und Gesunde zu schaffen.

Bauchmassage mit Sesamöl

Eine Bauchmassage abends vor dem Schlafengehen ist sehr wohltuend. Spannungen im Bauch stehen oft in Verbindung mit unverdauten Gefühlen. Die Behandlung dringt tief in den Körper und stimuliert den gesamten Bauchraum, wodurch ein innerer Reinigungseffekt erzielt wird und unerwünschte Stoffe über das Verdauungssystem zur Ausleitung gebracht werden können.

Anwendung:

Bereiten Sie eine kleine Schale mit warmem Sesamöl vor, eine Schüssel mit heißem Wasser und zwei Handtücher. Dann legen Sie sich entspannt auf den Rücken, am besten auf ein großes Handtuch. Geben Sie ein wenig Öl auf Ihren Bauch und massieren Sie ihn mit sanften, streichenden Bewegungen im Uhrzeigersinn. Der Nabel liegt dabei im Mittelpunkt der Bewegung. Legen Sie Ihre Hand weich und nur mit leichtem Druck auf und massieren Sie etwa fünf Minuten lang. Legen Sie am Schluss das zweite Handtuch auf den Bauch, das Sie zuvor im heißen Wasser angefeuchtet haben, und ruhen Sie noch ein wenig.

Wirkung:

Die Bauchmassage heilt und entspannt, wärmt, harmonisiert den Bauch- und Beckenbereich und wirkt, durch die anatomische Verbindung, auch entlastend und schmerzlösend auf den unteren Rücken. Zudem regt sie den Transport des Nahrungsbreis im Magen-Darm-Trakt an. Diese Massage ist besonders zu empfehlen bei Verdauungsbeschwerden, Frauenleiden, psychischer Anspannung, seelischer Belastung, schwachen Nerven sowie diversen organischen Störungen im Bauch- und Beckenbereich. Sie ist auch ideal als vorbereitende Maßnahme für die Darmreinigung.

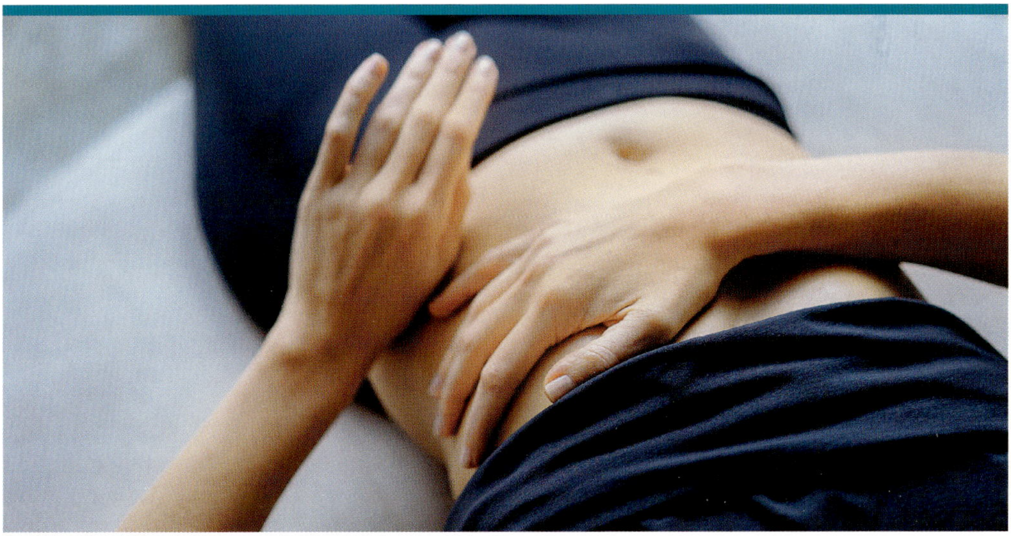

Eine Bauchmassage ist vor und nach der Darmreinigung ideal.

Leberwickel

Der Leberwickel ist ein altes Hausmittel und fördert nachweislich die Entgiftung und steigert die Durchblutung der Leber, laut Naturheilkunde um bis zu 40 Prozent. Der Regenerationsprozess der Leber kann durch mittags oder abends angelegte Wickel wunderbar unterstützt werden.

Anwendung:
Befüllen Sie eine Wärmflasche mit heißem Wasser, feuchten Sie ein Leinen- oder Baumwolltuch mit warmem Wasser an und wickeln Sie es um die Wärmflasche. Legen Sie sich auf den Rücken und die Wärmflasche auf Ihren Oberbauch, direkt unter den rechten Rippenbogen. Auf die eingewickelte Wärmflasche kommt zu Isolationszwecken ein trockenes Handtuch. Decken Sie sich gut zu und ruhen Sie. Der Wickel sollte etwa 30 Minuten lang einwirken.

Wirkung:
Die von außen zugeführte Wärme steigert die Durchblutung im Stoffwechselorgan Leber und unterstützt somit die Verdauungsarbeit und die Leistungsfähigkeit dieses Organs. Der auf diese Weise beschleunigte Leberstoffwechsel macht müde, was als angenehme, tiefe Entspannung für Körper und Geist empfunden wird.

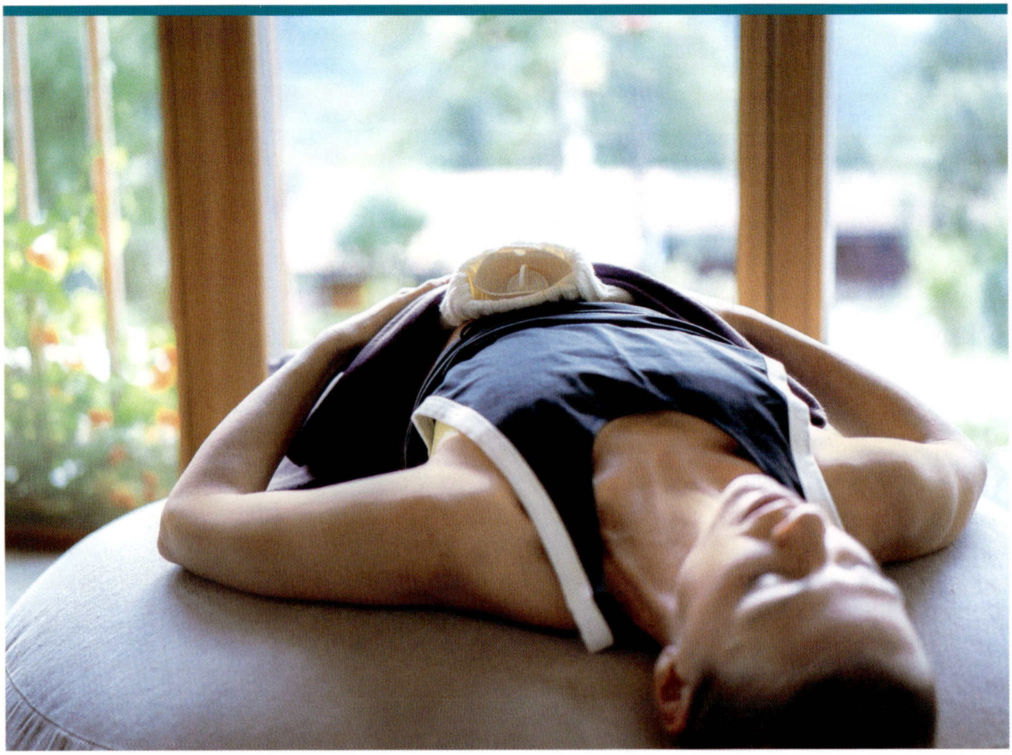

Leberwickel werden idealerweise zur Mittagszeit angewendet.

Sauna

Schwitzen ist lebensnotwendig. Es reguliert unseren Wärme- und Wasser/Elektrolyte-Haushalt. Vermehrtes Schwitzen und eine bessere Durchblutung fördern die Ausscheidung von Giftstoffen. Die Schleimabsonderung der Atemwege wird durch die Wärme ebenfalls gesteigert. Durch die hohe Temperatur im Körper werden Krankheitserreger zerstört und das Immunsystem unterstützt. Die Wärme löst Muskelverspannungen, das anschließende Kaltbad sorgt für die nötige Anregung des Kreislaufes und die gesteigerte Durchblutung. Auch die Haut profitiert von regelmäßigen Saunabesuchen. Durch die abwechselnde Hitze und Kälte wird sie gründlich gereinigt und ein feineres Hautbild entsteht. Allerdings sollten Sie darauf achten, die Haut nicht zu stark zu reizen, da sie sonst austrocknen kann und damit anfälliger für Erkrankungen wird. Im Ayurveda empfiehlt man den Kopf kühl zu lassen, um den Kreislauf zu schonen. Bei schwachem Kreislauf hilft es, sich ein nasses Handtuch wie einen Turban um den Kopf zu wickeln.

Wirkung:

Die Hauptwirkung liegt in einer machtvollen Anregung der Durchblutung der Körperperipherie und auch der inneren Organe. Die Muskulatur wird entspannt und das Schwitzen trägt dazu bei, Gifte über die Haut auszuscheiden. Aus diesem Grund sind Saunabesuche eine ideale Ergänzung in der Detox-Zeit.

Haut

Während einer Detox-Kur kann auch eine Massage der Haut dabei helfen, unerwünschte Stoffe und Schlacken abzubauen.

Reibemassage

Mit einer regelmäßigen Reibemassage mit Rohseidenhandschuhen (erhältlich in der Apotheke oder im Ayurvedashop) beginnt der Tag frisch und energiereich, morgendliche Anlaufschwierigkeiten werden einfach weggebürstet. Eine Seidenhandschuhmassage ist eine trockene Reibemassage, bei der ein angenehm kräftiger Druck ausgeübt wird. Ein Strich mit einem Handschuh fügt der Haut keine Mikroverletzungen zu, wie dies häufig bei Bürstenmassagen oder Peelings der Fall ist, trotzdem entsteht ein angenehmer Peelingeffekt: Die Haut wird geschmeidiger, glatter und weicher. Nach dieser Reibemassage ist die Haut optimal vorbereitet, um pflegende Öle aufzunehmen.
Zudem verbessert die Reibemassage das allgemeine Wohlbefinden, leitet Verunreinigungen und Giftstoffe aus dem Körper aus, unterstützt den Gewichtsverlust auf natürliche Weise und trägt zur Gewebestraffung bei.

Anwendung:

Führen Sie diese Massage am besten morgens nach dem Aufstehen durch. Sie brauchen etwa drei bis fünf Minuten, um den gesamten Körper von oben nach unten zu reinigen. Begonnen wird die Massage im Nacken mit sanften Ausstreichungen. Dann bewegen Sie sich langsam von den Schultern nach unten. Streichen Sie die Ober-, Unterarme und Handrücken mit kräftigen Bewegungen auf und ab, die Gelenke

(z. B. Schultern, Ellenbogen, Hand- und Fingergelenke) werden jeweils umkreist. Fahren Sie dann am Rumpf mit der Massage fort. Der Herzbereich und die Brüste werden ausgespart, oberhalb der Brüste streichen Sie mit horizontalen Strichen mehrmals auf und ab. Weiter geht es mit dem Bauch, der ebenfalls mit langen Strichen bearbeitet wird. Wenden Sie dabei ruhig etwas mehr Zeit auf, wenn dort etwas mehr Fett sitzt. Die Hüften bearbeiten Sie anschließend mit kreisenden Bewegungen. Die Oberschenkel werden wieder mit langen, kräftigen Strichen massiert, die Knie kreisend, die Unterschenkel mit Auf- und Abbewegungen. Die Massage endet an den Füßen, die Fußknöchel werden wieder mit kreisenden Bewegungen bearbeitet.

Wirkung:

- Anregung von Stoffwechsel und Kreislauf
- Ausscheidung von Schlacken aus dem Körper
- Stimulation des Bindegewebes
- Anregung der Verdauung und Ankurbelung der Fettverbrennung
- positives Körpergefühl
- sanfte und schonende Hautreinigung
- verbesserte Hautdurchblutung

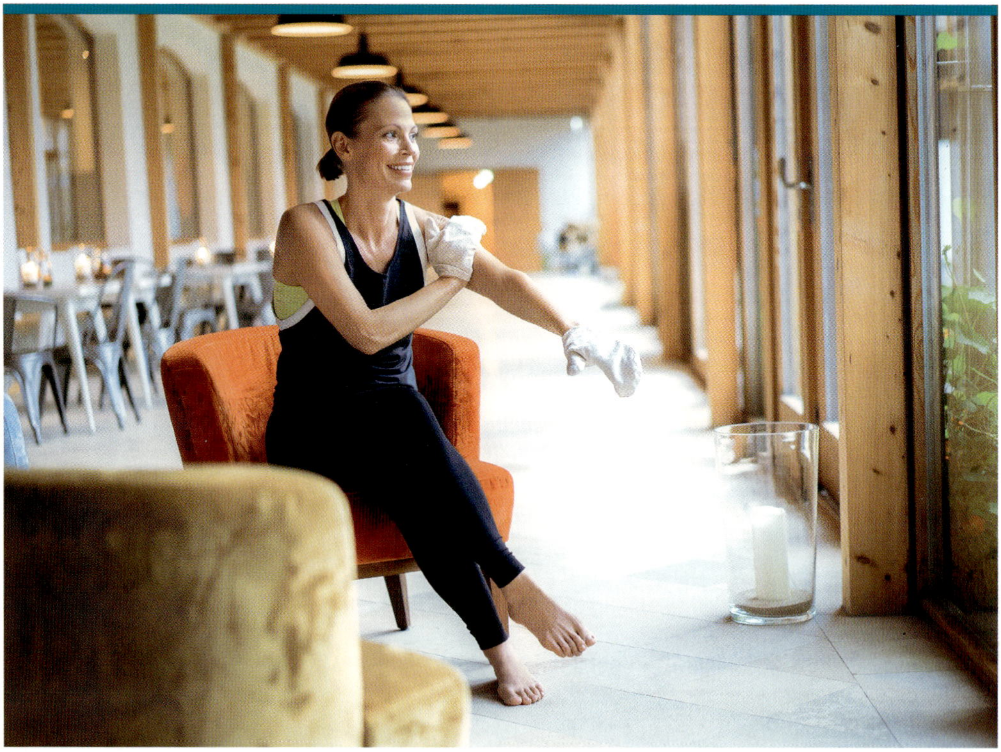

Integrieren Sie die Reibemassage am besten in Ihre morgendliche Pflege.

Exkurs: Chemie in Kosmetika

Jeden Tag greifen Sie zu Creme, Duschgel, Shampoo und Deo. Die meisten dieser Kosmetikprodukte enthalten neben Konservierungsstoffen auch Duft- und Farbstoffe, die im Verdacht stehen, Allergien auszulösen, wie Hormone zu wirken oder gar Krebs zu verursachen.
Die europäische Kosmetikverordnung umfasst mehr als tausend verbotene oder konzentrationsbeschränkte Substanzen sowie Regeln für den Einsatz von Konservierungsstoffen, Farbstoffen und UV-Filtern. Dennoch belegen wissenschaftliche Studien, dass viele Kosmetika noch immer hochallergisierende oder sogar gesundheitsschädigende Stoffe enthalten. Einige dieser toxischen Chemikalien können in die Haut eindringen und langfristig in unserem Körper Schaden anrichten, Allergien auslösen und den Stoffwechsel durcheinander bringen.
Solche aggressiven bzw. schädlichen Substanzen haben für die Kosmetikindustrie einen großen Vorteil: Sie sind günstiger, einfacher zu bekommen oder bringen schneller die gewünschten Resultate (seidiges Haar in 2 Minuten, duftende Lotionen etc.).

Im Folgenden finden Sie eine kleine Auflistung bedenklicher Kosmetika. Leider gibt es noch viele andere giftige Substanzen, die von der Kosmetikindustrie mit Selbstverständlichkeit eingesetzt werden und unserer Gesundheit und der Umwelt schaden.

Achten Sie darauf, Pflegeprodukte zu verwenden, die so wenig Zusatzstoffe wie möglich enthalten, also keine Konservierungsmittel, Farb- und Duftstoffe. Seien Sie kritisch, prüfen Sie, was Sie kaufen, und schauen Sie sich die Liste der Inhaltsstoffe an: Ist die Liste sehr kurz, ist das Risiko, dass viel Schädliches drin ist, eher gering. Je weiter oben in der Liste ein Inhaltsstoff steht, umso mehr davon ist in dem Produkt enthalten. Und: Lassen Sie sich trotz allem nicht verrückt machen – ein bisschen Parfüm macht eine Creme nicht gleich unbrauchbar.

Aluminium

Verwenden Sie nach Möglichkeit Deos ohne Aluminiumsalze. Auf der Verpackung erscheinen sie als **Aluminium Silicate oder Aluminium Chlorohydrate**.
Der Zusatz von Aluminium-Verbindungen wirkt antibakteriell und dient dazu, das Schwitzen zu vermeiden, indem die Hautporen verschlossen werden. Dies führt zum einen dazu, dass Säuren und Schadstoffe nicht mehr durch den Achselschweiß austreten können, was häufig zu Hautirritationen und Austrocknung führt. Andererseits verbleibt ein Teil des Aluminiums im Körper, was den Reinigungsprozess behindert und nervenschädigend wirken kann.

Propylenglycol

Propylenglycol wird aus Mineralöl gewonnen und wird in Kosmetika als Feuchthalte-,

Konservierungsmittel und Weichmacher eingesetzt.
Es findet sich in sehr vielen Produkten, vom Deo bis zum After Shave, und sorgt dafür, dass die Haut schön weich wird. Noch dazu zieht es schnell ein. Leider hat das Ganze auch eine Kehrseite: Propylenglycol kann auf der Haut allergische Reaktionen hervorrufen und in Nieren und Leber zu Schädigungen führen.

Tenside/Emulgatoren

Sodium-Lauryl-Sulfat und **PEG-Derivate** (zu erkennen am Namensbestandteil »PEG« oder »-eth«) werden als Tenside oder Emulgatoren beispielsweise in Shampoo und Zahnpasta verwendet. Sie sind ein sehr häufiger Inhaltsstoff von Kosmetik aller Art. Beide Stoffe machen die Haut durchlässiger für Schadstoffe und sind damit unter Umständen allergieauslösend. PEG-Derivate werden zudem häufig aus krebserregenden Erdöl-Derivaten hergestellt.

Konservierungsstoff Paraben

Parabene, besonders **Methylparaben**, sind in Kosmetika als Konservierungsstoffe zu finden. Sie blockieren die Aktivität von Enzymen und sollen im Körper wie Hormone wirken – häufig ähnlich wie Östrogen. Daher sind sie besonders gefährlich für Föten, Kleinkinder und Jugendliche in der Pubertät. Parabene lagern sich im Körper an und stehen vermutlich mit Phänomenen wie Unfruchtbarkeit, Diabetes, verfrühter Pubertät und hormonbedingten Krebsarten wie Brust-, Hoden-, Prostatakrebs in Verbindung.

Oxybenzone

Die beschriebene Substanz kommt vor allem in Sonnencreme vor und versteckt sich hinter vielen Namen: **Oxybenzone, Benzophenone 3, Butyl Methoxydibenzoylmethane und Dibenzoylmethane**. Achten Sie in all dem Chaos am besten auf die Silbe »-benzoyl«. Weil es über die Haut in den Körper gelangen kann und dort Allergien, Hormonstörungen und Zellschädigungen verursacht, gilt es als krebsverdächtig. Zudem macht die Verwendung von Oxybenzon die Haut empfindlicher für Sonne und führt schneller zu Rötungen und Blasenbildung.

UV-Filter und UV-Absorber

Viele Pflegeprodukte und Kosmetika wie etwa Sonnencremes, Lippenbalsam und Make-up enthalten UV-Filter oder -Absorber, z.B. **Ethylhexyl Methoxycinnamate oder Benzophenone**. Diese Inhaltsstoffe sind ebenfalls hormonell wirksam und dazu allergieauslösend und krebsverdächtig.

Nanopartikel

Relativ neu auf dem Kosmetikmarkt, aber bereits heftig in der Kritik sind Nanopartikel. Eingesetzt werden Substanzen wie **Nano-Titandioxid oder Nano-Zinkoxid** etwa in Sonnencremes, weil sie wie kleine Spiegel das Licht reflektieren. Nanosilber soll in Kosmetik Keime abwehren. Doch die Moleküle sind so winzig, dass befürchtet wird, sie könnten selbst gesunde Haut passieren und Entzündungen hervorrufen, Organe schwächen oder Krebs hervorrufen.

Künstliche Duftstoffe

Weil wir alle gerne gut riechen möchten, enthalten fast alle unsere Bodylotions, Duschgels, Deodorants und vor allem Gesichtspflegeprodukte Duftstoffe. Diese werden in der Regel harmlos als »Parfüm« oder »Fragrance« deklariert. Bedenklich sind vor allem **nitro- und polyzyklische Moschusverbindungen**: Diese Inhaltsstoffe gelten als Allergieauslöser und stehen im Verdacht krebserregend, nervenschädigend und erbgutverändernd zu sein. Der Duftstoff **Coumarin** findet sich leider auch häufig in Naturkosmetik, obwohl er als allergieauslösend, leberschädigend und krebserregend gilt.

Mineralöle, Palmöl

Mineralöle, z. B. **Paraffinum liquidum, Petrolatum, Wax oder Vaseline**, bilden einen Film auf der Haut bzw. den Haaren und lassen die Haut nicht atmen. Oft trocknet die Haut auf diese Weise unter dem Film erst recht aus.

Palmöl findet sich in sehr vielen Kosmetika: Es ist Bestandteil von Hautcreme, Seife, Sonnenmilch, Körperlotion, Lippenstift und außerdem in Duschgels, Shampoos und Wasch- und Reinigungsmitteln enthalten. Es wirkt rückfettend und antioxidativ. Es ist beinahe unmöglich, den Überblick über all die verschiedenen Namen zu behalten, hinter denen sich Palmöl verbirgt. Zum Beispiel bezeichnen fast alle Inhaltsstoffe, die den Wortbestandteil »**palm**« oder »**palmitate**« haben, Palmöl, aber auch die Namen **Cetearyl Alkohol, Emulsifiers E471, Glyceryl Stearate oder Stearic Acid** lassen auf Palmöl schließen. Palmöl wird leider auch in Naturkosmetika verwendet, Alternativen gibt es wenige. Für die Herstellung von Palmöl wird kostbarer Regenwald durch Brandrodung hektarweise vernichtet – eine ernste Gefahr für das Weltklima.

Bleichmittel und Farbstoffe

Bleichmittel sind in Zahnpasta und Gesichtscremes enthalten, etwa als **Ammonium-Derivate**, vor allem aber stecken sie in Haartönungen und auch sonst in fast jedem Produkt, das nicht durchsichtig aussieht, etwa in Duschgels oder Parfums. Viele von ihnen sind giftig und krebserregend.

Weichmacher Phthalat

In vielen Kosmetikprodukten sind Phthalate als Weichmacher enthalten. Das Problem: Die Hersteller müssen sie auf dem Produkt nicht angeben. Alle Phthalate stehen unter Verdacht, hormonell wirksam zu sein. Sie sind, genau wie Parabene, auch in vielen anderen alltäglichen Produkten enthalten, sodass unser Körper einen Cocktail an hormonell wirksamen Stoffen aufnimmt.

Jetzt wissen Sie es besser. Wenn Sie Ihre nächste Creme kaufen, werden Sie sicher auf den einen oder anderen Inhaltsstoff aus dieser Liste stoßen. Entscheiden Sie dann selbst, ob Sie diesen Inhaltsstoff in Ihrer Creme haben möchten oder nicht. Das Greifen zu Naturkosmetik entbindet Sie von dieser Aufgabe nicht, denn auch diese ist leider nicht immer frei von chemischen Stoffen.

Natürliche Hautpflege

Hautpflege mit Naturprodukten hat im Gegensatz zur Pflege mit chemischen Kosmetikprodukten nicht nur den Vorteil, gesundheitlich besser verträglich zu sein, sondern sie ist zudem größtenteils auch deutlich preiswerter und umweltverträglicher. Im Grunde genommen braucht unsere Haut viel weniger Unterstützung durch pflegende Zusatzstoffe, als uns die Kosmetikindustrie glauben machen will. Einige Rezepte habe ich Ihnen hier zusammengestellt.

Basische Bäder

Geben Sie drei Esslöffel eines basischen Körperpflegesalzes (erhältlich in der Apotheke) auf ein Vollbad. Die Wassertemperatur sollte in etwa der Körpertemperatur entsprechen und Ihnen angenehm sein. Nehmen Sie sich etwas Zeit. Das Wannenbad darf gerne 1,5 bis 2 Stunden dauern, damit die rausgelösten Gifte nicht im oberflächlichen Gewebe stecken bleiben, sondern über die Haut aus dem Körper austreten können. Sie unterstützen dies, indem Sie während des Badens alle 10 bis 15 Minuten

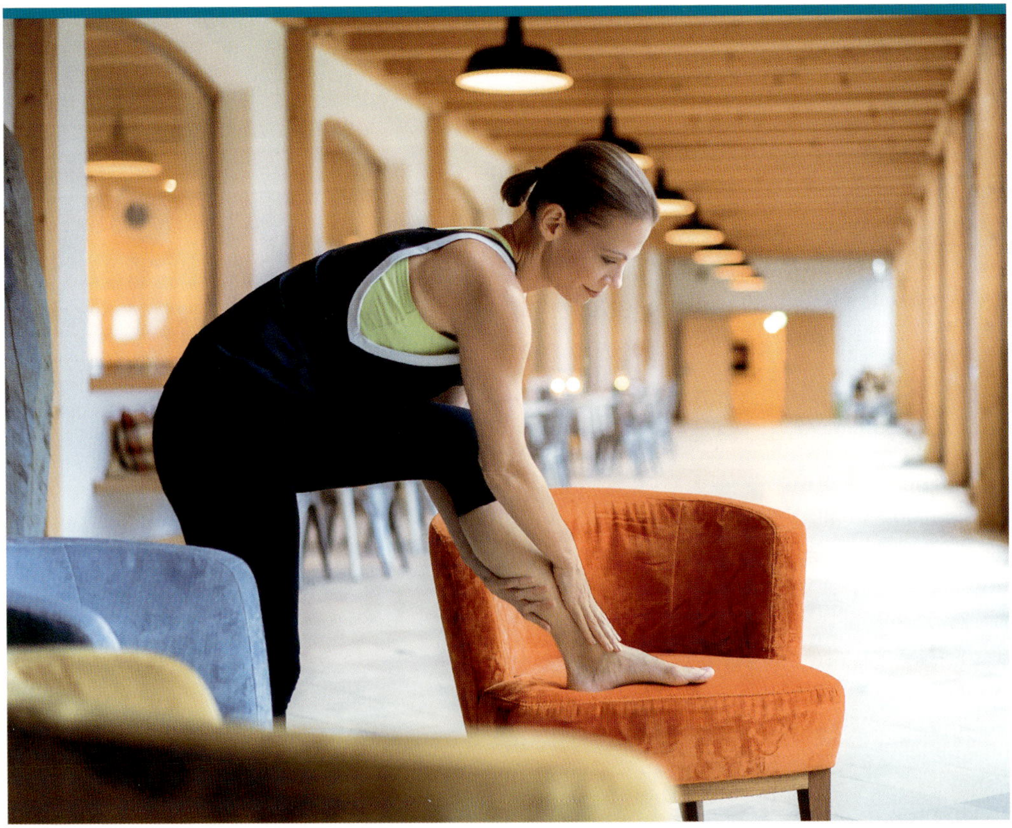

Zum Einreiben Ihrer Haut können Sie Olivenöl oder ein anderes Öl, das Ihnen bekommt, verwenden.

Ihre Haut mit einem Waschlappen abreiben. Neben der Reinigung fördern Sie so auch eine angenehme Selbstfettung der Haut. Füllen Sie nach Belieben warmes Wasser nach, wenn die Temperatur sinkt. Nehmen Sie sich ein schönes Buch zur Hand oder legen Sie Ihre Lieblingsmusik auf und entspannen Sie sich! Zum Schluss den Körper mit frischem Wasser abduschen und gut abtrocknen.

Einreibungen mit Olivenöl

Es muss nicht unbedingt das teuerste kosmetische Körperöl sein, um den Ansprüchen der Haut Genüge zu leisten. Hochwertiges, reines Bio-Olivenöl bringt alle Voraussetzungen mit, um als hochwertiges Körperpflegemittel zu dienen. Es entspricht in seiner Fettsäurezusammensetzung fast derjenigen des Unterhautfettgewebes. Das im Olivenöl enthaltene natürliche Vitamin E fördert die Elastizität und Belastbarkeit der Haut. In Italien wird noch heute reines Olivenöl bei Muskelkater, Krämpfen, Pusteln und bei Schmerzen aller Art sowie einfach zur Entspannung in den Körper eingerieben. Es regt die Muskeltätigkeit und Schleimhäute an, löst Verhärtungen und wärmt, was wiederum die Leber stärkt und reinigt und die Gallentätigkeit in ihrer Funktion unterstützt. Der Wirkstoff Oleuropein, der nur in Olivenöl und Olivenblättern vorkommt, wirkt stark anti-oxidativ und stimuliert die Zellerneuerung. Olivenöl enthält weiterhin das Enzym Elastase in besonders hoher Konzentration, das für den Umbau der elastischen Fasern der Haut zuständig ist, sowie als weiteren »Radikalefänger« Melatonin.

Wer den Geruch von Olivenöl nicht mag, kann alternativ auch Squalan-Öl verwenden. Squalan-Öl ist deutlich dünner und feiner als Olivenöl, es ist geruchsneutral und vor allem im Gesicht sehr angenehm, weil es keinen Fettfilm hinterlässt. Leider ist es preislich die teurere Variante.

Ghee

Ghee ist nicht nur ein Zaubermittel in der Küche, sondern auch sehr gut als Pflegemittel einsetzbar, z.B. für die Feuchtigkeit und gegen Überanstrengung der Augen. Geben Sie am Abend vor dem Zubettgehen ein wenig Ghee auf den Zeigefinger und legen Sie ihn auf den Augapfel. Durch die Wärme verflüssigt sich das Ghee. Lassen Sie die Augäpfel kreisen und befeuchten Sie so Ihre Augen. Ideal für Brillen- oder Kontaktlinsenträger.

Achtung: Wenn Sie anschließend noch lesen wollen, je nach Ghee-Menge kann das schwierig werden.

Gedächtnis aktivieren: Reiben Sie Ghee in die Fußsohlen und in die Schädeldecke ein, dadurch werden die Nervenrezeptoren unter der Haut stimuliert, die Botschaften an die Gehirnzellen senden, die unter anderem das Gedächtnis aktivieren.

TIPP Achten Sie immer darauf, dass keine Bakterien oder Schmutz in Ihr Ghee-Gläschen gelangen. Füllen Sie daher eine kleine Menge in ein separates Döschen für die Körperpflege.

Mentale Entgiftung

Dieser Abschnitt bezieht sich auf den menschlichen Geist, seine Funktion und den Umgang mit negativem Stress. Sie haben sicher erkannt, dass Entgiftung unverzichtbar ist, weil ein vergifteter Körper nicht gesund sein kann. Die Entgiftung des Körpers ist der Grundstein jeder Heilung. Dabei spielen, wie in den vorherigen Kapiteln bereits beschrieben, das Essen, Trinken und die Körperarbeit eine entscheidende Rolle, aber auch unsere geistige Haltung trägt einen ganz wesentlichen Aspekt zum Thema Vergiftung bzw. Reinheit bei.

Die Detox-Kur ist ein idealer Zeitpunkt, um den Blick nach innen zu richten und aufmerksam zu schauen: Wie geht es mir? Was erlebe ich in meinem Leben als positiv oder negativ? –Und, wenn nötig, auch innerer Unzufriedenheit Raum und Platz zu geben. Bei Bedarf können Sie Ihr Leben, Ihre Lebenssituation neu sortieren und umkrempeln, manchmal genügt es aber auch schon, sich der Dinge einfach nur bewusst zu werden und zu einer anderen Haltung den Dingen gegenüber zu kommen, damit es einem besser geht. Tun Sie alles, was Ihnen guttut,

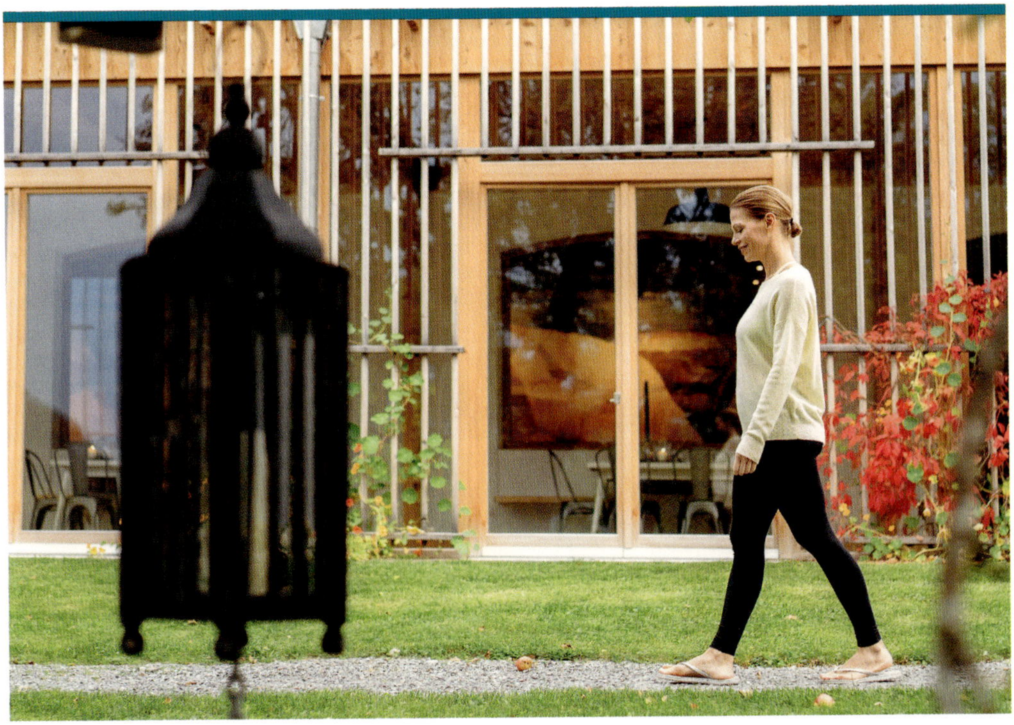

Spaziergänge an der frischen Luft und Gehmeditationen unterstützen die mentale Entgiftung.

und vermeiden Sie Hinderliches. Die in der Detox-Zeit neu entdeckten Kräfte unterstützen Sie dabei, Neues im Alltag umzusetzen, auf der Handlungsebene aktiv zu werden, Dinge anders anzugehen, flexibel zu sein für Veränderung und Dinge aus einem anderen Blickwinkel zu betrachten. Lassen Sie negative Gefühle und Selbstzweifel los. Werden diese Einstellungen nicht aufgelöst, lagern sie sich im Körper ab und wirken als geistige Verschmutzung, ähnlich übel wie chemische Giftstoffe.

Das unterstützt die mentale Reinigung

Leben im Hier und Jetzt

Wenn Sie mit voller Aufmerksamkeit bei einer Sache sind, etwas mit Freude tun, sind Sie im Hier und Jetzt. Dann ist der Geist entschlackt, ausschließlich mit einer Sache beschäftigt, frei von ablenkenden Gedanken. Wenn Sie essen, essen Sie. Wenn Sie sprechen, sprechen Sie. Wenn Sie gehen, gehen Sie. Das ist das ganze Geheimnis. Und es bedeutet alles andere als multitaskingfähig zu sein, also die Fähigkeit, mehrere Aufgaben gleichzeitig bewältigen zu können. Seien Sie stolz, wenn Sie nicht multitaskingfähig sind, und verlernen Sie es möglichst schnell wieder, sollten Sie zu denen gehören, die diese Fähigkeit souverän beherrschen. Tun Sie das, was Sie wollen, und lieben Sie das, was Sie tun. Ihre Gesundheit wird es Ihnen danken.

Positives Denken

Die Wiederholung von positivem Gedankengut kann in der Praxis eine große und heilende Wirkung haben. Probieren Sie es aus! Entwickeln Sie Ihr eigenes Motto für die Detox-Zeit, z. B. »Ich fühle mich jeden Tag besser!«
Wiederholen Sie Ihr Motto regelmäßig, so konzentriert sich Ihr Geist darauf und beeinflusst das gesamte System positiv. Dies wirkt sich auf Ihr körperliches Wohlbefinden aus und ein positives Lebensgefühl wirkt auf unsere inneren Organe wie ein Lebenselixier. Auch Ihre zwischenmenschlichen Beziehungen profitieren von einer positiven Einstellung zu Ihrem Gegenüber.

Schlaf

Im Schlaf ist der aufbauende Stoffwechsel aktiv, die vom Blut gelieferten Nährstoffe werden zum Zellaufbau verwendet und angefallene Schlacken ausgeschieden. Aber im Schlaf laufen nicht nur physische Entschlackungsvorgänge ab, er bietet definitiv auch die wichtigste Erholungsmöglichkeit für Geist und Seele. Eindrücke werden aktiviert und tauchen in Form von Träumen wieder auf. Alles, was wir tagsüber nicht verarbeiten, kommt nachts hoch, manchmal auch tiefere Erfahrungen aus der Vergangenheit.
Ideal sind etwa 8 Stunden Schlaf pro Nacht, die beste Schlafenszeit ist zwischen 22 und 6 Uhr. Nachts wach zu bleiben ist ungesund, der Geist ist unruhig und kommt aus dem Gleichgewicht. Versuchen Sie nach Möglichkeit auch zu vermeiden, tagsüber zu schlafen.

Detox-Bewegungspraxis

Die in Kapitel 3 beschriebene Detox-Bewegungspraxis kann Sie enorm darin unterstützen, sich mental zu reinigen. Achten Sie bei allen Übungen immer ganz besonders auf die Atmung: Je ruhiger der Atem fließt, desto ruhiger wird auch Ihr Geist. Dabei kommen auch Ihre Gedanken und Emotionen zur Ruhe.

Meditation

Meditationstechniken helfen, einen Bewusstseinszustand zu üben, der frei ist von gewohntem Denken, vor allem von Bewertungen, subjektiven Erinnerungen an die Vergangenheit, Zukunftsplänen und -ängsten etc. Durch Achtsamkeits- oder Konzentrationsübungen darf sich der Geist beruhigen und sammeln. Meditation kann als Reinigung und Tiefenentspannung des Geistes angesehen werden, sie unterstützt die Umsetzung positiver Persönlichkeitseigenschaften, wie z. B. Toleranz. Auch die 9 Monate im Mutterleib sind ein meditativer Zustand.
Integrieren Sie Ihre Meditation am besten morgens oder abends in Ihren Alltag. Wenn der Körper vor der Meditation in Bewegung gewesen ist, fällt die Stille, die Meditation, die Ruhe übrigens leichter, als wenn man sich gleich hinsetzt. Ein bisschen Detox-Bewegungspraxis zuvor tut in jedem Fall gut.
In Kapitel 3 finden Sie am Ende des Übungsteils eine meditative Entspannungsübung. Wenn Sie mehr wollen, suchen Sie sich am besten einen erfahrenen Lehrer, der Sie begleiten kann.

Schreiben

Auch das Schreiben ist für viele Menschen ein guter Weg, um das Loslassen von Ballast auf mentaler Ebene zu unterstützen. Es eignet sich hervorragend, um Müll im Kopf auszusortieren. Es gibt viele Möglichkeiten, gerade im kreativen Bereich. Setzen Sie es um, seien Sie mutig und finden Sie Ihren eigenen Weg.

Spaziergänge

Spaziergänge oder allgemein der Aufenthalt in der Natur sind ideale Helfer und das zu jeder Jahreszeit. In der Natur ist es still und wenn es still ist, hören Sie die Stimmen in Ihrem Inneren besser, deutlicher, klarer. Sie haben die Möglichkeit, aktuelle Themen in Ihrem Leben in Ruhe zu reflektieren, zu verarbeiten, zu ordnen und zu strukturieren. Nicht verarbeitete Erfahrungen werden zu geistigen Giftstoffen und lösen Veränderungen im Geist aus, die ähnlich den Krankheitsprozessen im physischen Körper sind, wie sie durch unverdaute Speisen verursacht werden. Zudem ist die Natur ein Kraftspender. Nehmen Sie sich ein paar Minuten Zeit, um sich der Schönheit, der Ausgeglichenheit und der Lebendigkeit um sich herum bewusst zu werden. Atmen Sie ein paar Mal tief ein und aus und nehmen Sie all das dankbar in sich auf.

Neues ausprobieren

Neurowissenschaftler haben herausgefunden, dass jedes Gehirn anders ist und einzigartig für das Individuum. Es gibt gemeinsame Strukturen und Funktionen, aber wie diese Bereiche unseres Gehirns miteinander verbunden sind und zusammenarbeiten, ist von Person zu Person höchst unterschiedlich. Kein Gehirn gleicht dem anderen. Daher sind unsere Wahrnehmungen der Welt ebenso einzigartig und persönlich. Zwei Personen, die dem gleichen Musikstück lauschen, nehmen es ganz unterschiedlich auf. Wir alle haben unseren eigenen einzigartigen »Geschmack«, der sich aus dem zusammensetzt, was wir erlebt, (lieben) gelernt und an Mustern übernommen haben. Es besteht die Gefahr, dass wir in diesen Mustern hängen bleiben und immer nur noch dieselben Routineschleifen fahren. Warum nicht mal was Neues ausprobieren? Seien Sie mutig beim Herausfinden, was Ihnen guttun könnte. Vielleicht sind

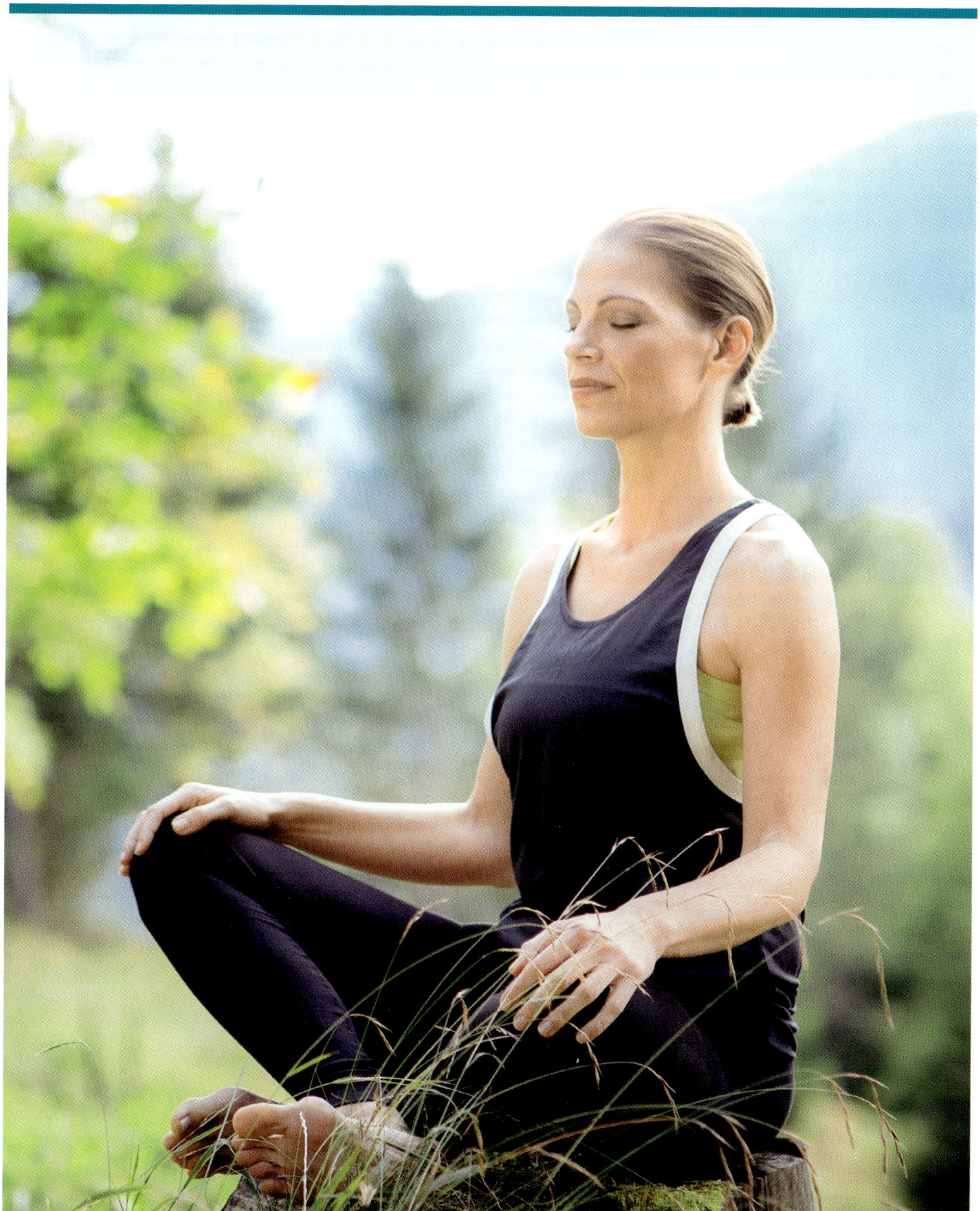

Mein Tipp: Meditieren Sie täglich mindestens 12 Minuten, das erleichtert Ihnen den Einstieg.

es Dinge, an die Sie sich nie herangetraut haben? Das kann ich eh nicht? Oder vielleicht sogar solche, die Sie bisher eher beschmunzelt oder abgelehnt haben? Seien Sie experimentell. Ein Tipp: Probieren Sie alle 4 Wochen etwas Neues aus und machen Sie das konsequent jeden Tag – egal ob 2 Stunden oder nur 5 Minuten täglich: Gitarre spielen, eine neue Sportart, kochen, lesen, singen, meditieren, schreiben. Nach den 4 Wochen kommt ein neues Thema. Beobachten Sie sich dabei und prüfen Sie, was sich für Sie in dieser Zeit verändert, wie sich das Neue anfühlt. Manches wird Ihnen so gut tun, dass Sie es in Ihr Leben integrieren werden, anderes lassen Sie nach den 4 Wochen einfach wieder weg.

Mentales Gleichgewicht

Finden Sie Ihr mentales Gleichgewicht! Sorgen Sie dafür, dass Sie nach Phasen von negativem Stress genügend Zeit für die Regeneration haben. Gerade in Stresssituationen sind kleine Freuden und Auszeiten wichtig. Behalten Sie Ihre Rituale auf mentaler und körperlicher Ebene daher vor allem in Stresszeiten bei, das lässt alles gleich etwas weniger dramatisch erscheinen. Achten Sie auf ein gesundes Gleichgewicht. Gerade in Stresszeiten benötigt unser gesamtes System die bestmögliche Unterstützung. Wenn Sie hier langfristig eine Disbalance herstellen, vergiften Sie sich langsam, aber sicher. Befreien Sie sich von inneren und äußeren Zwängen. Wenn Sie das leben, haben äußere Stressfaktoren weniger Chancen, Ihre Gesundheit negativ zu beeinflussen. Finden Sie eine Form der bewussten Körperarbeit (siehe Detox-Bewegungspraxis, spazieren gehen …) oder Meditation, die Ihnen zusagt und guttut, das wird Ihre mentale Klarheit und Entspannung enorm unterstützen.

Eine kleine Alltagsübung:
Beobachten Sie in jedem Moment (so wie Sie eine andere Person beobachten würden), welche Gefühle Sie spüren (sind Sie aufbrausend, glücklich, gelangweilt …?), ohne diese zu bewerten. Dadurch, dass Ihr Augenmerk auf Ihnen liegt, ändert sich Ihre Einstellung und die Außenwelt hat weniger Einfluss auf Ihr Wohlbefinden.

Das übergeordnete Ziel ist es, das Gleichgewicht wieder herzustellen, sobald es verloren geht. Wenden Sie dafür entgegengesetzte Eigenschaften an, wie z. B.:

- Ist Ihnen zu heiß, gehen Sie schwimmen oder essen Sie eine kühlende Frucht.
- Wenn Ihnen kalt ist, trinken Sie einen warmen Tee.
- Sind Sie aufgebracht, weil Sie sich mit Dingen beschäftigt haben, über deren schädliche Wirkung Sie sich durchaus bewusst sind oder waren, setzen Sie sich hin und meditieren Sie, um Ihren Geist und Ihre Emotionen zu beruhigen.

Diese Methode ist so einfach und erscheint so selbstverständlich, dass wir sie im Alltag leicht übersehen. Je schneller Sie gegensteuern, umso müheloser haben Sie ihr mentales Gleichgewicht wieder, bzw. geht es Ihnen nicht verloren.

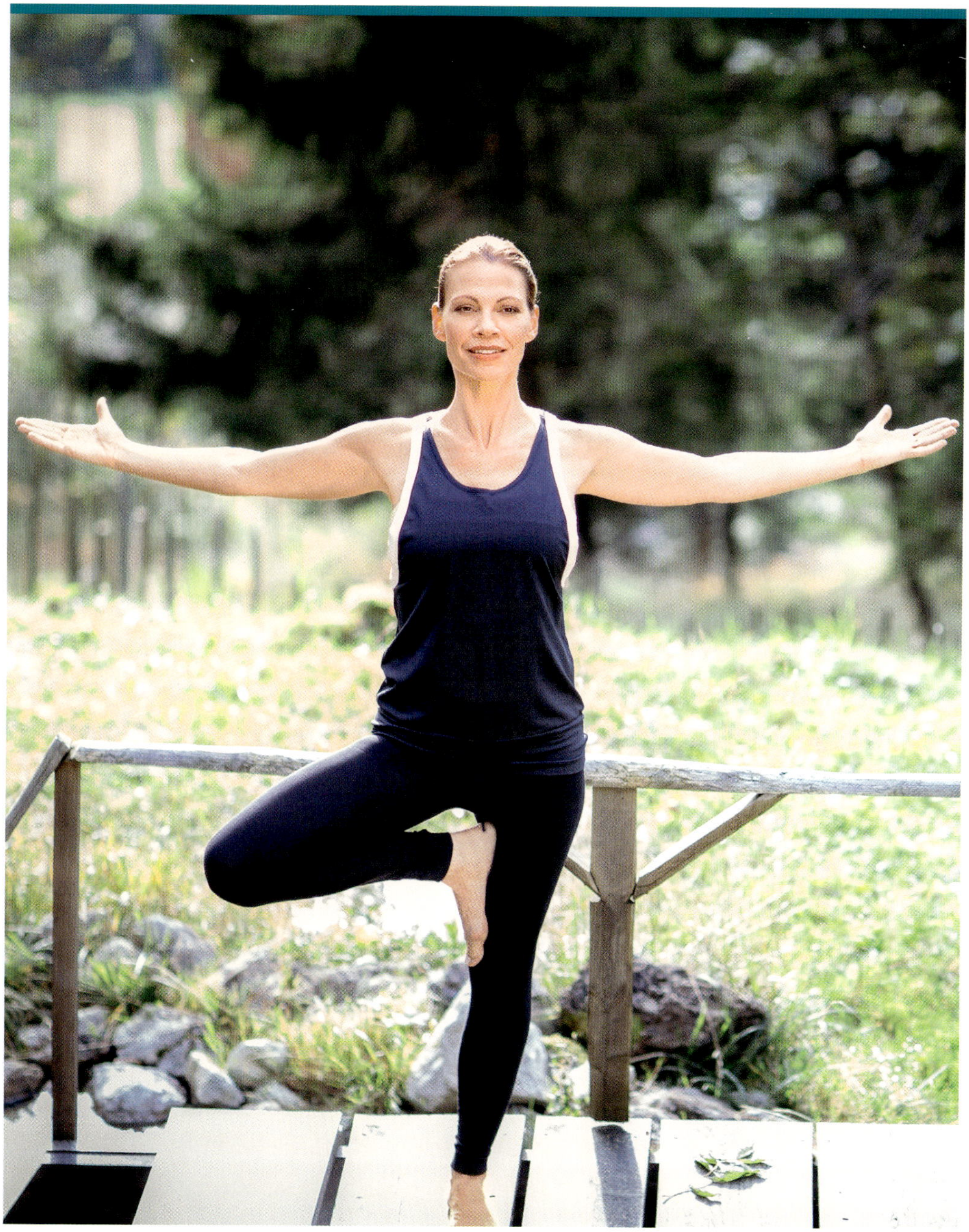

Was brauchen Sie für Ihr persönliches Gleichgewicht?

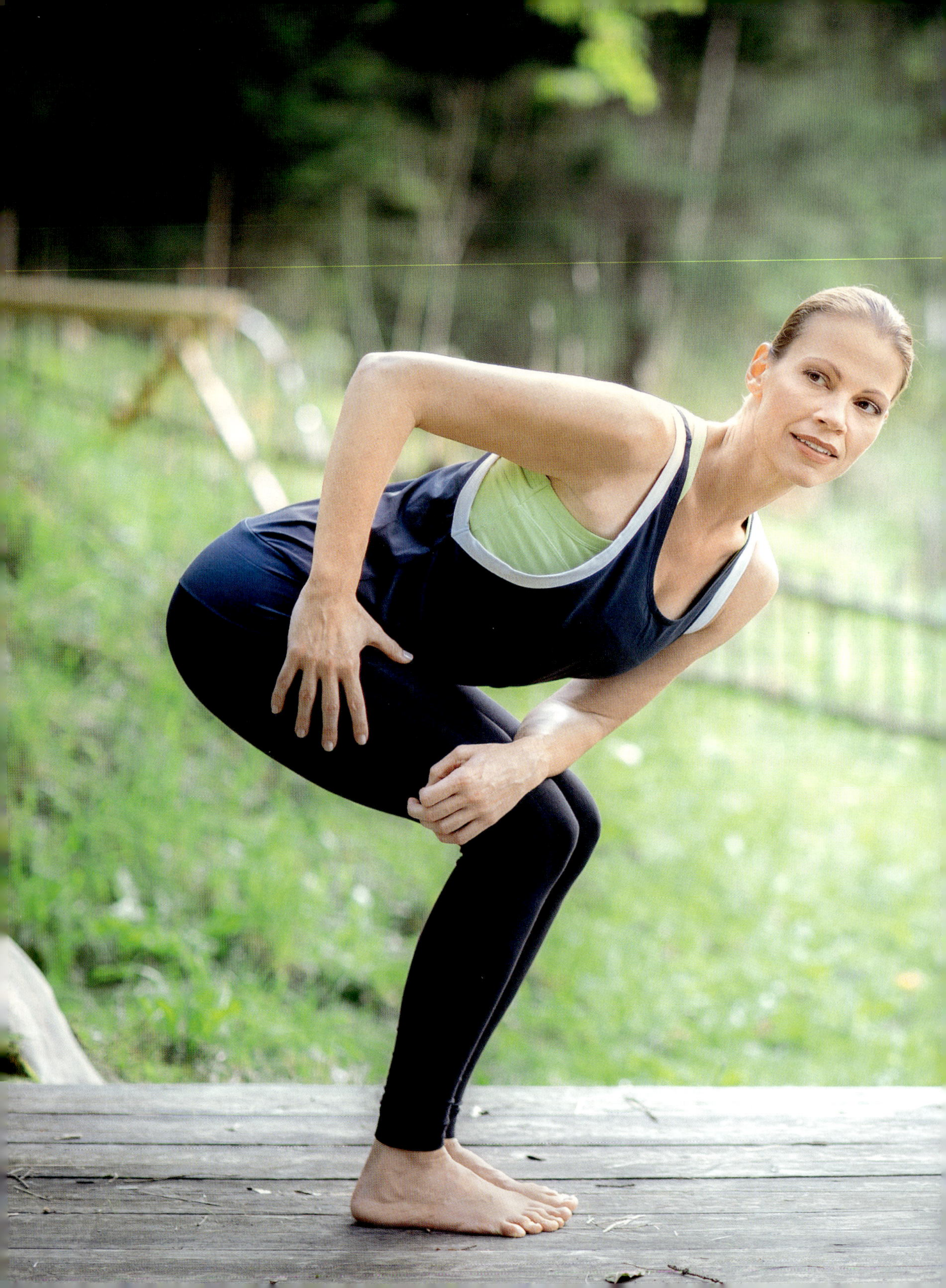

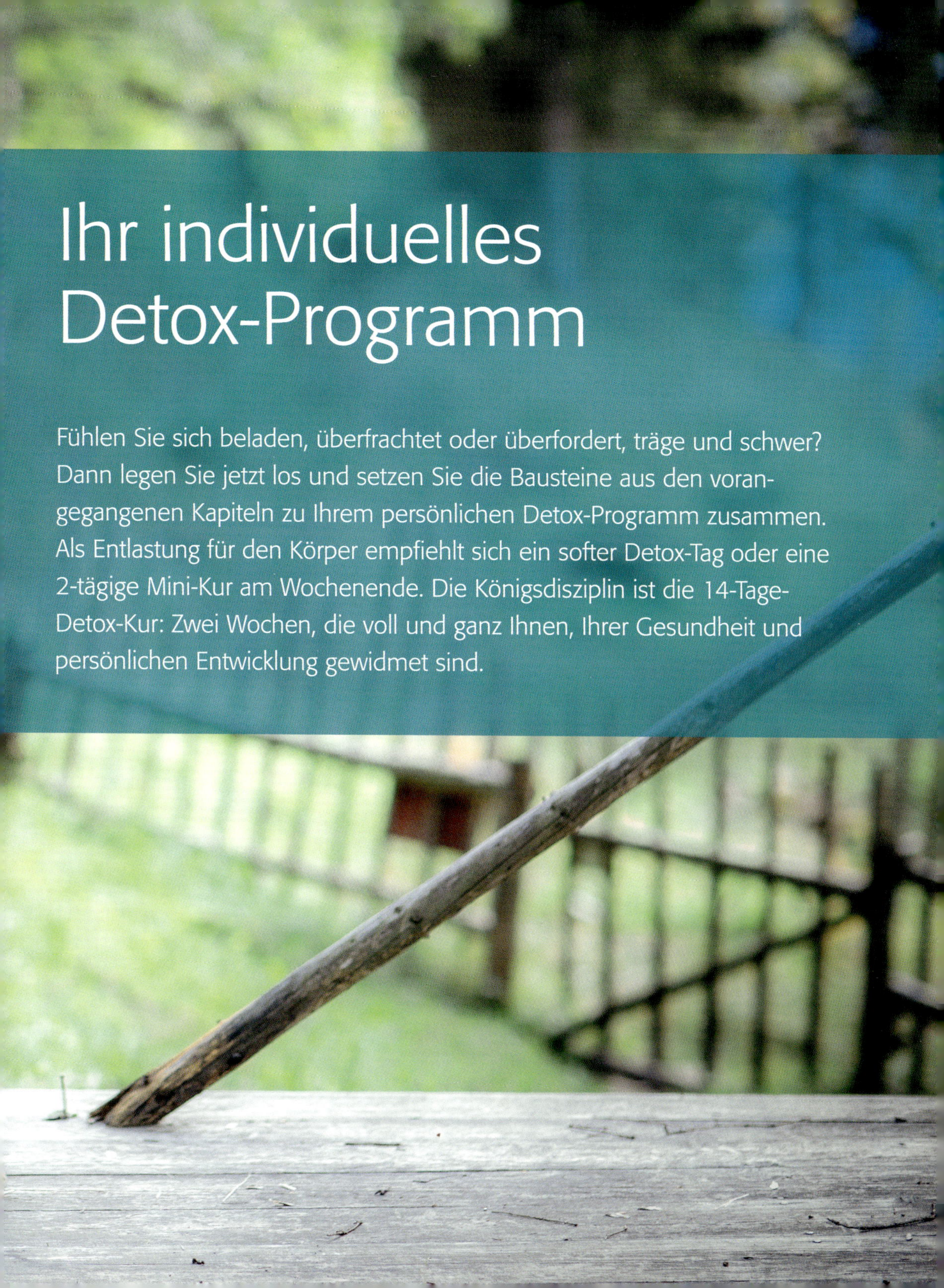

Ihr individuelles Detox-Programm

Fühlen Sie sich beladen, überfrachtet oder überfordert, träge und schwer? Dann legen Sie jetzt los und setzen Sie die Bausteine aus den vorangegangenen Kapiteln zu Ihrem persönlichen Detox-Programm zusammen. Als Entlastung für den Körper empfiehlt sich ein softer Detox-Tag oder eine 2-tägige Mini-Kur am Wochenende. Die Königsdisziplin ist die 14-Tage-Detox-Kur: Zwei Wochen, die voll und ganz Ihnen, Ihrer Gesundheit und persönlichen Entwicklung gewidmet sind.

Allgemeines

Sie können Detox auf verschiedene Weisen in Ihr Leben integrieren. Sei es, dass Sie Ihre Ernährung nach und nach generell umstellen, dass Sie grundsätzlich versuchen, bewusster bei der Auswahl und Zubereitung von Lebensmitteln zu sein oder mehr Bewegung, entgiftende Körperpflegerituale o. Ä. in Ihr Leben hineinzulassen … Natürlich können Sie auch von Zeit zu Zeit einen »soften Detox-Tag« einlegen (siehe auch Kapitel 2), gerade nach Schlemmerwochenenden eine ideale Entlastung. Auch eine Mini-Kur an einem Wochenende ist eine gute Möglichkeit, Detox zu testen oder immer wieder zwischendurch als Entlastung zu nutzen. Oder Sie entscheiden sich für eine längere Detox-Kur, sozusagen die »Königsdisziplin« des Detox. Wie sie funktioniert, wie Sie sich optimal darauf vorbereiten etc., erfahren Sie auf den folgenden Seiten.

Detox-Tag und Mini-Kur

Bei einem soften Detox-Tag oder einem Wochenende, das Sie als »Mini-Kur« nutzen, kombinieren Sie Elemente aus Ernährung, Bewegung, Entspannung und Körperreinigung. Zusätzliche Behandlungen mit Medikamenten und Abführen entfallen hier.

Die Vorbereitung

Folgende Ressourcen brauchen Sie zum gelungenen Detoxen:

- Suchen Sie sich ein optimales Wochenende dafür aus, ohne berufliche und private Stressphasen und Ablenkungen.
- Planen Sie Ihren Tag penibel durch: Wann stehen Sie morgens auf? Wann gehen Sie abends schlafen? Wann essen Sie? Wann ruhen Sie sich aus und wann bewegen Sie sich?
- Gestalten Sie Ihre Einkaufsliste: hochwertige, biologische, frische Lebensmittel (siehe Kap. 2).
- Bequeme Kleidung, Matte, Decke, bei Bedarf auch ein Sitzkissen (siehe Kap. 3).
- Seien Sie vorbereitet auf die Ausscheidung von Giftstoffen, tragen Sie Baumwollkleidung.
- Meersalz, Nasenkännchen, Olivenöl, Wärmflasche, Leinentuch, Basenpulver für Wannenbäder, Zungenschaber, Rohseidenhandschuhe, Sesamöl (siehe Kap. 4).
- Unterstützende Musik, leichte Lektüre, Tagebuch für persönliche Notizen.
- eine aufgeräumte Umgebung, eine gute Atmosphäre und eine wohlig warme Raumtemperatur.
- Bleiben Sie bei sich. Wenn Sie Gespräche, lesen, fernsehen reduzieren oder weglassen, unterstützt das Sie dabei.

Fahrplan für einen Detox-Tag

Morgens:
Reinigung: Zungenreinigung, warmes Ingwer-Zitronen-Wasser, Nasendusche, Ölziehen, Reibemassage, duschen, Hautpflege mit Öl

Frühstück: Frühstückssmoothie

Zwischendurch:
Bewegungspraxis für 30 bis 60 Minuten (freie Auswahl)
1 Glas Ayurvedawasser trinken

Mittag:
Mittagessen: gedünstetes Gemüse

Zwischendurch:
Bewegungspraxis für 30 bis 60 Minuten (freie Auswahl)
1 Glas Ayurvedawasser trinken

Abends:
Abendessen: Gemüsesuppe

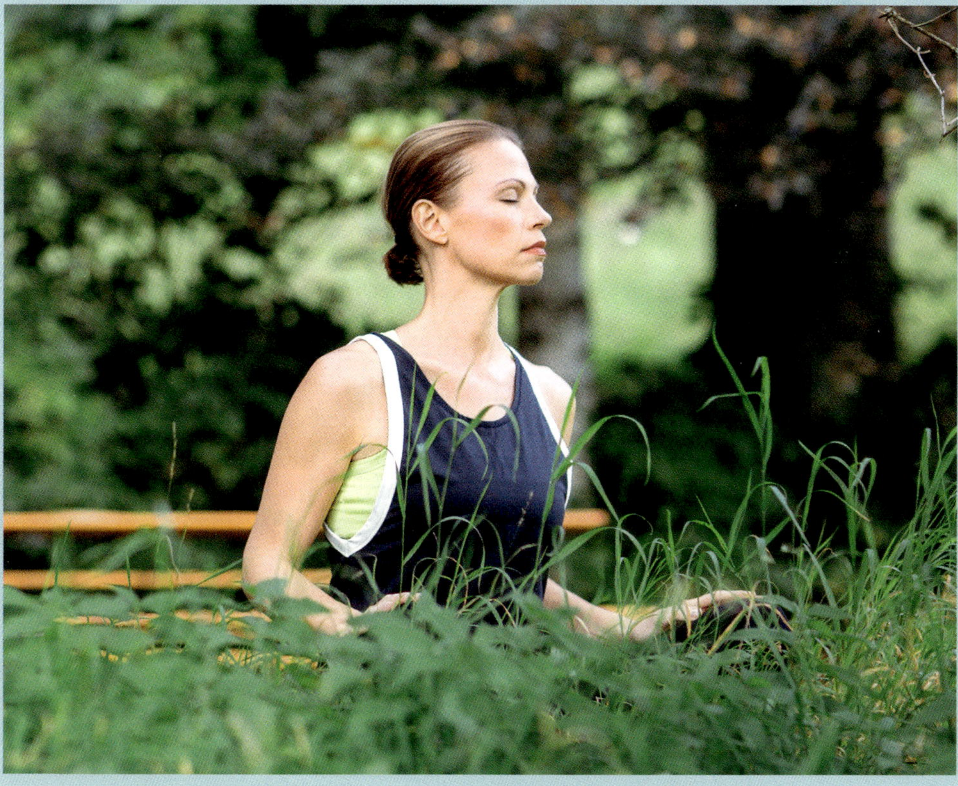

Fahrplan für ein Detox-Wochenende (3 Tage)

Freitag

Morgens:
Reinigung: Zungenreinigung, warmes Ingwer-Zitronen-Wasser, Nasendusche, Ölziehen, Reibemassage, duschen, Hautpflege mit Öl

Frühstück: Frühstückssmoothie

Zwischendurch:
Bewegungspraxis für 30 bis 60 Minuten (freie Auswahl)
1 Glas Ayurvedawasser trinken

Mittags:
Mittagessen: gedünstetes Gemüse

Zwischendurch:
Spaziergang an der frischen Luft und Sauna
1 Glas Ayurvedawasser trinken

Abends:
Abendessen: Suppe

Samstag

Morgens:
Reinigung: Zungenreinigung, warmes Ingwer-Zitronen-Wasser, Nasendusche, Ölziehen, Reibemassage, duschen, Hautpflege mit Öl

Frühstück: Frühstücksbrei warm

Zwischendurch:
Bewegungspraxis für 30 bis 60 Minuten
1 Glas Ayurvedawasser trinken

Mittags:
Mittagessen: Bohnen-Süßkartoffel-Pfanne mit Paranüssen

Zwischendurch:
Bewegungspraxis: sanft
viel trinken, Ingwer-Zitronen-Wasser

Abends:
Abendessen: Entgiftungssmoothie

Sonntag

Morgens:
Reinigung: Zungenreinigung, Ingwer-Zitronen-Wasser trinken, Nasendusche, Ölziehen, Reibemassage, duschen, bei Bedarf einölen

Frühstück: Grießbrei

Zwischendurch:
Körperarbeit für 30 bis 60 Minuten (freie Auswahl)

Mittags:
Mittagessen: Frisches Gemüse in Kokosmilch

Zwischendurch:
Basenbad
1 Glas Ayurvedawasser trinken

Abends:
Abendessen: Entgiftungssmoothie

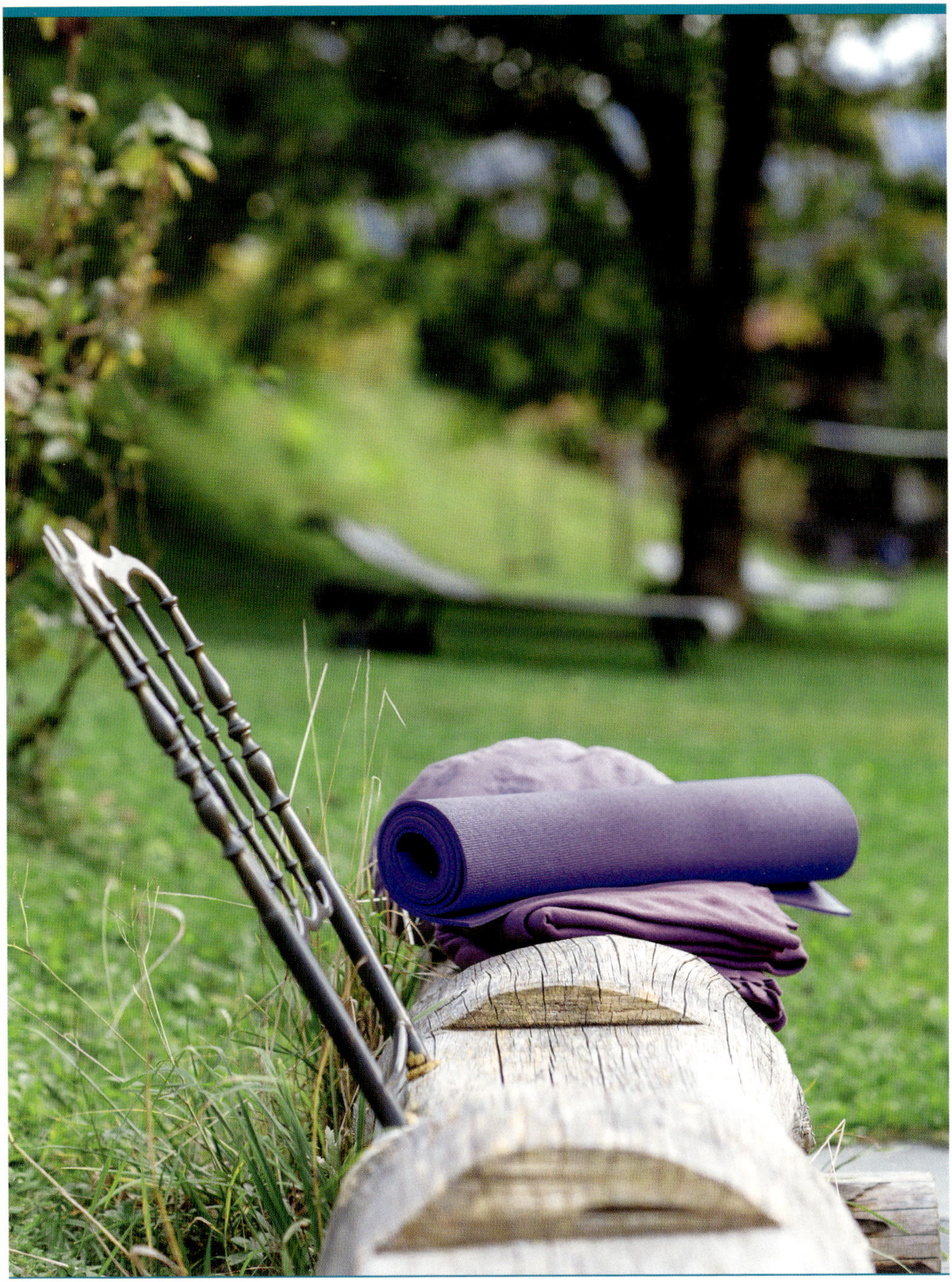

Die 14-Tage-Detox-Kur

Eine Detox-Kur besteht in der Regel aus drei Phasen. Für die Einstimmung sollten Sie am besten drei, für die Hauptentgiftung acht und für die Aufbauphase noch einmal mindestens drei Tage Zeit einplanen. Diese Zeit sollten Sie sich gönnen, wenn Sie langsam und bewusst aus schädlichen Mustern aussteigen und auch langjährige Ablagerungen lösen wollen. Bereiten Sie Ihren Körper und Geist darauf vor, dass Sie Altes loslassen und Platz für Neues schaffen möchten. Im Verlauf der Kur wird Ihr Stoffwechsel radikal entlastet und Sie werden mit einer deutlichen Verbesserung Ihrer Gesundheit, Ihres Wohlbefindens und Ihrer Ausstrahlung belohnt werden.

Die Kur wird optimaler Weise durch homöopathische Tropfen (siehe Seite 114) begleitet, die den Entgiftungseffekt verstärken. Beginnen Sie mit der Einnahme der Tropfen zu Beginn der Kur und nehmen Sie diese so lange, bis die Flasche vollständig geleert ist, evtl. auch über die Zeit der eigentlichen Kur hinaus.

Bitte bleiben Sie bei sämtlichen Empfehlungen stets im Einklang mit Ihren Bedürfnissen: Alles, was Sie machen, soll Ihnen Freude bereiten und Ihre Gesundheit stärken, nicht Sie quälen. Der Übergang fühlt sich manchmal etwas zäh an, dranbleiben lohnt sich.

Hinweise zur Organisation

Am besten beginnen Sie Ihre Detox-Kur damit, dass Sie möglichst alle Termine für diese zwei Wochen absagen und sich auf eine ruhige und entspannte Zeit ohne äußere Ablenkungen und Verpflichtungen einstellen.

Stehen Sie morgens früh auf und lassen Sie sich ausreichend Zeit für Ihr Morgenritual, die Körperarbeit und die Nahrungsaufnahme. Nehmen Sie sich im Laufe des Vormittags Zeit für einen Spaziergang an der frischen Luft, um Ihren Stoffwechsel zusätzlich anzuregen. Entspannen Sie anschließend, aber vermeiden Sie es tagsüber zu schlafen, da dies den Ausleitungsprozess behindert. Planen Sie Ihre Mahlzeiten in Ruhe und genießen Sie es, in aller Ruhe für sich zu kochen.

Das brauchen Sie für Ihre Kur

Wenn Sie eine Detox-Kur planen, sollten Sie am besten bereits im Vorhinein dafür sorgen, dass Ihnen während der Kur folgende Ressourcen zur Verfügung stehen:

- alle Materialien der Liste auf Seite 110
- Darmreinigungsmittel (siehe Kap. 4)
- als mögliche Begleittherapie folgende homöopathischen Mittel: Leber-Galle-Tropfen Cosmochema von der Firma Heel und Lymphdiaral Basistropfen SL

Für wen ist eine Detox-Kur geeignet?

Detoxen ist für jede Frau und jeden Mann geeignet, die gesund sind und Lust auf ganzheitliche Entschlackung haben. Es ist ideal zur Ver-

änderung eingefahrener Essgewohnheiten, zur Unterstützung von Gewebeab- und -umbau und als begleitende und stärkende mentale Maßnahme in Zeiten, in denen allgemeine Veränderungen anstehen. Grundsätzlich kann es jedoch durchaus sinnvoll sein, sich vor Beginn einer Reinigungskur vom Arzt Ihres Vertrauens durchchecken zu lassen. Nicht immer ist für die momentane Gesamtverfassung der spontan gewählte Zeitpunkt für eine Entgiftung auch aus medizinischer Sicht genau der richtige.
Schwangere und stillende Frauen sollten eher auf eine Detox-Kur verzichten, da die Gefahr besteht, dass die freigesetzten Giftstoffe an den Embryo weitergegeben werden.

Mögliche Begleiterscheinungen

Da durch die Kur tiefsitzende und evtl. auch langjährige Toxine (Gifte) ausgeschieden werden, kann es unter Umständen zeitweise zu unangenehmen (aber letztendlich heilsamen) Begleiterscheinungen kommen wie:

- Kopf- oder Gliederschmerzen
- Kreislaufproblemen
- Hautunreinheiten
- starker Müdigkeit
- Schlafproblemen
- intensivem Körpergeruch
- allgemeines Unwohlsein

Achten Sie deshalb darauf, während der gesamten Kur viel zu trinken und den Darm gründlich zu entleeren, dies können Sie gerne mehrmals wiederholen.
Um unangenehme Begleiterscheinungen zu reduzieren, kann es sinnvoll sein, besonders belastende Gewohnheiten (z. B. starker Kaffee-, Nikotin- oder Alkoholkonsum) über einen längeren Zeitraum hinweg bereits vor der Detox-Kur langsam umzustellen.

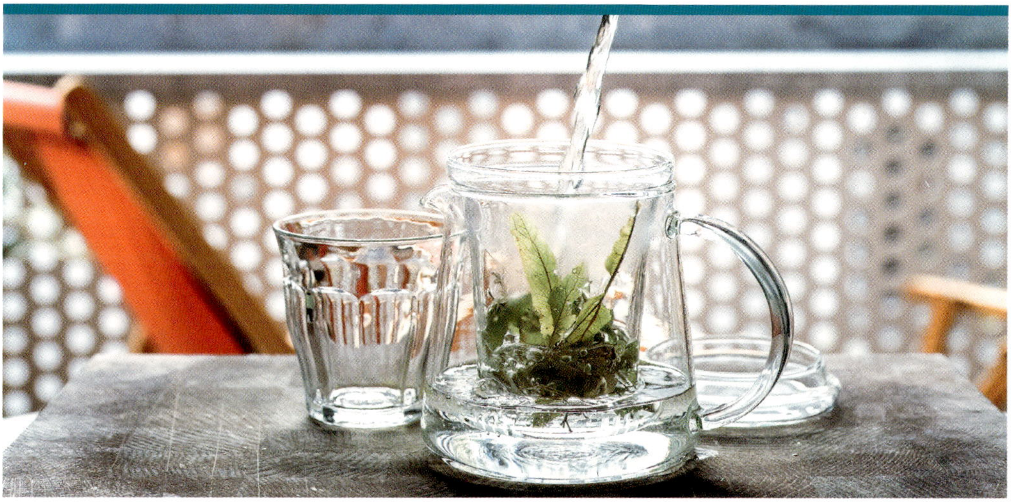

Tee wirkt wie Medizin, 1 bis 2 Tassen am Tag reichen völlig. Trinken Sie sonst ausreichend Wasser.

Die drei Phasen einer Detox-Kur

Einstimmungsphase

Die ersten Tage einer Detox-Kur stehen unter dem Motto »Vorbereiten, das Alte ausklingen lassen, zur Ruhe kommen«. Urlaub oder einige freie Tage helfen Ihnen, sich ganz auf die Kur einzulassen. Sie können die Wohnung in Ordnung bringen, alles wegräumen, was Sie ablenkt, die Küche von ungünstigen Lebensmitteln befreien und die nötigen Einkäufe erledigen. Streichen Sie Unnötiges aus Ihrem Kalender; die Prioritäten werden jetzt neu vergeben, ab heute sind Sie die Hauptperson. Lassen Sie alle ungesunden Konsumgüter oder Nahrungsmittel langsam »ausschleichen«, setzen Sie sich bewusst damit auseinander, reduzieren Sie gezielt (z. B. Kaffee, tierisches Eiweiß, Süßigkeiten, Internetnutzung, Fernsehen). Gönnen Sie sich Ruhe und nehmen Sie sich Zeit zum Sortieren. Meiden Sie Stress und Aufregung auf allen Ebenen, da diese den Entgiftungsprozess behindern.

Hauptentgiftungsphase

Diese acht Tage stehen unter dem Motto »Reinigung, Entgiftung, Loslassen, Regeneration, Ruhe«. In dieser Phase wird zunächst der Darm unterstützt. Am ersten Tag dieser Phase führen Sie ab, um den Verdauungstrakt von überschüssigen Säuren zu befreien. Heute sollten Sie auf jeden Fall zu Hause bleiben und sich in der Nähe der Toilette aufhalten. Sie benötigen jetzt viel Ruhe. Reinigen Sie Ihren Darm (siehe Kap. 4), massieren Sie Ihren Bauch (siehe Kap. 4), gehen Sie alles etwas langsamer an. Besuchen Sie regelmäßig die Sauna, machen Sie Basenbäder und Leberwickel (siehe Kap. 4) und halten Sie den Körper grundsätzlich wohlig warm.

Auch in der Hauptentgiftungsphase werden Sie Nahrung zu sich nehmen, das Abführen wird Ihre Gelüste, Ihr Verlangen auf Süßes und Ungesundes, aber deutlich reduzieren.

Ab dem ersten Tag in der Hauptentgiftung können Sie Leber, Galle, Milz, Nieren und Lymphe durch Einnahme der Leber-Galle-Tropfen sowie der Lymphdiaral Basistropfen unterstützen. Geben Sie beide Mittel getrennt voneinander entweder jeweils in einen Krug mit Wasser (täglich je 30 Tropfen) und trinken Sie dieses Wasser über den Tag verteilt oder nehmen Sie alternativ (wie im Tagesfahrplan beschrieben) morgens, mittags und abends je 10 Tropfen in Wasser gelöst zu sich. So werden Ihre Organe dauerhaft unterstützt.

Aufbauphase

Die letzten drei Tage stehen unter dem Motto »Neuformierung von Körper und Geist, Freiwerden neuer Kräfte, neue Klarheit«. Die Aufbautage sind essentiel. Ein langsamer Nahrungsaufbau ist das A und O und das Merkmal dieser Tage. Achten Sie darauf, jetzt nicht gleich schlagartig wieder viel zu essen, um das Verdauungssystem nicht zu überfordern und den Stoffwechsel über seine Möglichkeiten hinaus zu strapazieren.

Genussmittel wirken kurz nach der Reinigung extrem stark auf den Organismus und sollten daher möglichst lange vermieden und, wenn überhaupt, nur langsam und wohldosiert wieder »eingeschlichen« werden.

Die wichtigsten Regeln für die Aufbauphase:

- kleine Portionen essen
- gut kauen, bis sich nur noch Flüssiges im Mund befindet
- langsam essen
- das Essen bewusst genießen (ohne Fernsehen, lesen etc.)
- bei Eintritt des Sättigungsgefühls zu essen aufhören
- keine schwer verdaulichen Speisen aufnehmen, hierzu zählt vor allem sehr Fettiges. Große Portionen Fleisch etwa sind für den Körper Schwerstarbeit. Führen Sie Ihren Körper in kleinen Schritten wieder an solche Lebensmittel heran, d.h., wenn Sie z.B. wieder Lust haben auf Käse, beginnen Sie mit einem kleinen Stück und nicht gleich mit einer fettigen Käse-Sahne-Soße!
- kein Fast Food und keine Fertiggerichte
- weiterhin möglichst wenig Salz einsetzen
- viel trinken
- möglichst sparsam mit Zucker umgehen, am besten ganz vermeiden
- kein Alkohol, kein Kaffee, keine Zigaretten
- Kleine Sünden verzeiht der Körper mittags am besten.

Wenn Sie starkes Verlangen nach Essen befällt, hilft viel Aufnahme von Flüssigkeit. Vor allem ayurvedisches Wasser (siehe Kap. 2) hat sich bewährt, um den Appetit zu drosseln, auch ein Smoothie zwischendurch kann appetitzügelnd wirken. Grundsätzlich können Sie übrigens bei den Mahlzeitenvorschlägen im folgenden Tagesfahrplan in der Aufbauphase bei Bedarf jederzeit eine Mahlzeit durch einen Entgiftungssmoothie ersetzen.

… und die Zeit danach

Verlassen Sie sich auf Ihr Gefühl und Ihren gesunden Menschenverstand: Was hat Ihnen so gutgetan, dass Sie es beibehalten möchten? Es kann sein, dass Ihr Körper, Ihr Geist und/oder Ihre Seele weiterhin Reinigungsreaktionen zeigen. Unterbinden Sie diese nicht. Unser System hat seine eigene innewohnende Weisheit und Intelligenz auf diesem Gebiet, vertrauen Sie ihm.

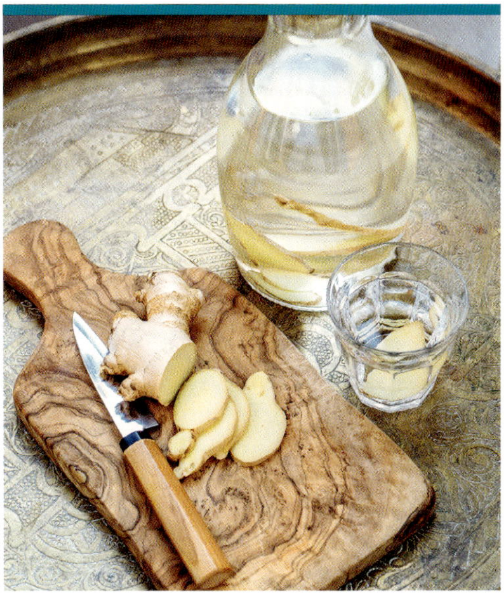

Auch wertige Materialien, wie ein gutes Messer, unterstützen Ihre Detox-Freude.

Ihr Tagesfahrplan für die Detox-Kur

Sämtliche hier vorgeschlagenen Rezepte bzw. eine Rezeptauswahl finden Sie in Kapitel 2, die Erklärungen zu den Reinigungsritualen in Kapitel 3.
Und für die gesamte Kur gilt: Trinken, trinken, trinken! Auf 2 bis 3 Liter pro Tag sollten Sie nach Möglichkeit in jedem Fall kommen.

Einstimmungsphase

1. Tag

Morgens:
Reinigung: Zunge schaben, warmes Ingwer-Zitronen-Wasser, duschen
Frühstück: Grießbrei
10 Leber-Galle-Tropfen in Wasser
10 Lymphdiaral-Tropfen in Wasser

Zwischendurch:
Spaziergang an der frischen Luft
viel trinken

Mittags:
Mittagessen: freie Auswahl (Rezepte s. Kap. 2)
Konsumgüter reduzieren (z. B. TV, Handy, Internet)
10 Leber-Galle-Tropfen in Wasser
10 Lymphdiaral-Tropfen in Wasser

Zwischendurch:
viel trinken
Sauna

Abends:
Abendessen: freie Auswahl
Konsumgüter reduzieren
10 Leber-Galle-Tropfen in Wasser
10 Lymphdiaral-Tropfen in Wasser

2. Tag

Morgens:
Reinigung: Zunge schaben, Ölziehen, Nasendusche, warmes Ingwer-Zitronen-Wasser, duschen
Frühstück: Dinkelbrei
10 Leber-Galle-Tropfen in Wasser
10 Lymphdiaral-Tropfen in Wasser

Zwischendurch:
Bewegungspraxis: »Detox-Bauchatmung« und »Stress abschütteln«

Mittags:
Mittagessen: freie Auswahl
Konsumgüter reduzieren
10 Leber-Galle-Tropfen in Wasser
10 Lymphdiaral-Tropfen in Wasser

Zwischendurch:
viel trinken
Basenbad

Abends:
Abendessen: Suppe
10 Leber-Galle-Tropfen in Wasser
10 Lymphdiaral-Tropfen in Wasser

3. Tag

Morgens:
Reinigung: Zunge schaben, warmes Ingwer-Zitronen-Wasser, Nasendusche, Ölziehen, Reibemassage (ideal während des Ölziehens, duschen Sie anschließend und ölen Sie den Körper bei Bedarf mit etwas Olivenöl ein)
Frühstück: freie Auswahl
10 Leber-Galle-Tropfen in Wasser
10 Lymphdiaral-Tropfen in Wasser

Zwischendurch:
Bewegungspraxis für 30 bis 60 Minuten (freie Auswahl; Übungen s. Kap. 3)
viel trinken

Mittags:
Mittagessen: freie Auswahl
10 Leber-Galle-Tropfen in Wasser
10 Lymphdiaral-Tropfen in Wasser

Zwischendurch:
Bewegungspraxis für 30 bis 60 Minuten (freie Auswahl)
1 Glas Ayurvedawasser trinken

Abends:
Abendessen: Suppe
10 Leber-Galle-Tropfen in Wasser
10 Lymphdiaral-Tropfen in Wasser

Hauptentgiftungsphase

4. Tag

Morgens:
Reinigung: Zungenreinigung, warmes Ingwer-Zitronen-Wasser, Nasendusche, Ölziehen, Reibemassage, duschen, Hautpflege mit Öl
Frühstück: Smoothie
10 Leber-Galle-Tropfen in Wasser
10 Lymphdiaral-Tropfen in Wasser

Zwischendurch:
Bewegungspraxis für 30 bis 60 Minuten (freie Auswahl)
1 Glas Ayurvedawasser

Mittags:
Mittagessen: Mungbohnen-Suppe
10 Leber-Galle-Tropfen in Wasser
10 Lymphdiaral-Tropfen in Wasser

Zwischendurch:
Spaziergang an der frischen Luft
1 Glas Ayurvedawasser trinken

Abends:
Abendessen: eine kleine Portion Reis
10 Leber-Galle-Tropfen in Wasser
10 Lymphdiaral-Tropfen in Wasser

Vor dem Zubettgehen:
Abführmittel: Pulver in ein Glas Wasser einrühren und trinken
Basenbad

5. Tag

Morgens:

Darmreinigung
davor Bauchmassage mit Sesamöl
anschließend ruhen
Frühstück: entfällt

Zwischendurch:

Reinigungsritual, falls die Energie dafür vorhanden: Zungenreinigung, Nasendusche, Ölziehen, Reibemassage, duschen, Körper mit Olivenöl einölen

Mittags:

Mittagessen: kleine Portion Mungbohnensuppe
10 Leber-Galle-Tropfen in Wasser
10 Lymphdiaral-Tropfen in Wasser

Zwischendurch:

Leberwickel (etwa 14 Minuten)
viel trinken, Ingwer-Zitronen-Wasser

Abends:

Bewegungspraxis: Entspannungsübung
Abendessen: kleine Portion Mungbohnensuppe, bei Bedarf fasten
10 Leber-Galle-Tropfen in Wasser
10 Lymphdiaral-Tropfen in Wasser

6. Tag

Morgens:

Reinigung: Zunge schaben, Ingwer-Zitronen-Wasser trinken, Nasendusche, Ölziehen, Reibemassage, duschen, bei Bedarf einölen
Frühstück: Smoothie
10 Leber-Galle-Tropfen in Wasser
10 Lymphdiaral-Tropfen in Wasser

Zwischendurch:

Bewegungspraxis für 30 bis 60 Minuten (freie Auswahl)

Mittags:

Mittagessen: Entgiftungssmoothie
Leberwickel (etwa 14 Minuten)
10 Leber-Galle-Tropfen in Wasser
10 Lymphdiaral-Tropfen in Wasser

Zwischendurch:

Basenbad
1 Glas Ayurvedawasser trinken

Abends:

Abendessen: Suppe

7. Tag

Morgens:

Reinigung: Zunge schaben, Ingwer-Zitronen-Wasser trinken, Nasendusche, Ölziehen, Reibemassage, duschen, bei Bedarf einölen
Frühstück: Brei
10 Leber-Galle-Tropfen in Wasser
10 Lymphdiaral-Tropfen in Wasser

Zwischendurch:
Bewegungspraxis für 30 bis 60 Minuten (freie Auswahl)

Mittags:
Mittagessen: Kichererbsenragout
10 Leber-Galle-Tropfen in Wasser
10 Lymphdiaral-Tropfen in Wasser

Zwischendurch:
Basenbad

Abends:
Abendessen: Suppe

8. Tag

Morgens:
Reinigung: Zunge schaben, Ingwer-Zitronen-Wasser trinken, Nasendusche, Ölziehen, Reibemassage, duschen, bei Bedarf einölen
Frühstück: Frühstückssmoothie
10 Leber-Galle-Tropfen in Wasser
10 Lymphdiaral-Tropfen in Wasser

Zwischendurch:
Bewegungspraxis für 30 bis 60 Minuten (freie Auswahl)

Mittags:
Mittagessen: Spinatrisotto mit Pinienkernen
10 Leber-Galle-Tropfen in Wasser
10 Lymphdiaral-Tropfen in Wasser

Zwischendurch:
Sauna oder Spaziergang an der frischen Luft

Abends:
Abendessen: Suppe

9. Tag

Morgens:
Reinigung: Zunge schaben, Ingwer-Zitronen-Wasser trinken, Nasendusche, Ölziehen, Reibemassage, duschen, bei Bedarf einölen
Frühstück: Brei
10 Leber-Galle-Tropfen in Wasser
10 Lymphdiaral-Tropfen in Wasser

Zwischendurch:
Bewegungspraxis für 30 bis 60 Minuten (freie Auswahl)

Mittags:
Mittagessen: Frisches Gemüse in Kokosmilch oder Entgiftungssmoothie
10 Leber-Galle-Tropfen in Wasser
10 Lymphdiaral-Tropfen in Wasser

Zwischendurch:
Bewegungspraxis für 30 bis 60 Minuten (freie Auswahl)
Leberwickel (etwa 14 Minuten)

Abends:
Abendessen: Suppe

10. Tag

Morgens:
Reinigung: Zunge schaben, Ingwer-Zitronen-Wasser trinken, Nasendusche, Ölziehen, Reibemassage, duschen, bei Bedarf einölen
Frühstück: Brei
10 Leber-Galle-Tropfen in Wasser
10 Lymphdiaral-Tropfen in Wasser

Zwischendurch:
Bewegungspraxis für 30 bis 60 Minuten (freie Auswahl)

Mittags:
Mittagessen: Bohnen-Süßkartoffel-Pfanne mit Paranüssen
10 Leber-Galle-Tropfen in Wasser
10 Lymphdiaral-Tropfen in Wasser

Zwischendurch:
Basenbad

Abends:
Abendessen: Entgiftungssmoothie

11. Tag

Morgens:
Reinigung: Zunge schaben, Ingwer-Zitronen-Wasser trinken, Nasendusche, Ölziehen, Reibemassage, duschen, bei Bedarf einölen
Frühstück: Smoothie
10 Leber-Galle-Tropfen in Wasser
10 Lymphdiaral-Tropfen in Wasser

Zwischendurch:
Spaziergang an der frischen Luft
1 Glas Ayurvedawasser trinken

Mittags:
Mittagessen: Mandel-Rosinen-Brokkoli
10 Leber-Galle-Tropfen in Wasser
10 Lymphdiaral-Tropfen in Wasser

Zwischendurch:
Bewegungspraxis für 30 bis 60 Minuten (freie Auswahl)
viel trinken

Abends:
Abendessen: Suppe

Aufbauphase

12. Tag

Morgens:
Reinigung: Zunge schaben, Ingwer-Zitronen-Wasser trinken, Nasendusche, Ölziehen, Reibemassage, duschen, bei Bedarf einölen
Frühstück: Amarant mit Brombeeren
10 Leber-Galle-Tropfen in Wasser
10 Lymphdiaral-Tropfen in Wasser

Zwischendurch:
Bewegungspraxis für 30 bis 60 Minuten (freie Auswahl, angepasst an Ihre Energie)

Mittags:
Mittagessen: nach Wahl (bewusst auswählen)
10 Leber-Galle-Tropfen in Wasser
10 Lymphdiaral-Tropfen in Wasser

Zwischendurch:
Bewegungspraxis für 30 bis 60 Minuten
(freie Auswahl)

Abends:
Abendessen: Suppe

13. Tag

Morgens:
Reinigung: Zunge schaben, Ingwer-Zitronen-Wasser trinken, Nasendusche, Ölziehen, Reibemassage, duschen, bei Bedarf einölen
Frühstück: Pflaumen-Walnuss-Müsli
10 Leber-Galle-Tropfen in Wasser
10 Lymphdiaral-Tropfen in Wasser

Zwischendurch:
Bewegungspraxis für 30 bis 60 Minuten
(freie Auswahl, angepasst an Ihre Energie)

Mittags:
Mittagessen: nach Wahl (bewusst auswählen)
langsamer Aufbau von tierischem Eiweiß
10 Leber-Galle-Tropfen in Wasser
10 Lymphdiaral-Tropfen in Wasser

Zwischendurch:
Bewegungspraxis für 30 bis 60 Minuten
(freie Auswahl)

Abends:
Abendessen: Suppe

14. Tag

Morgens:
Reinigung: Zunge schaben, Ingwer-Zitronen-Wasser trinken, Nasendusche, Ölziehen, Reibemassage, duschen, bei Bedarf einölen
Frühstück: nach Wahl
10 Leber-Galle-Tropfen in Wasser
10 Lymphdiaral-Tropfen in Wasser

Zwischendurch:
Bewegungspraxis für 30 bis 60 Minuten
(freie Auswahl, angepasst an Ihre Energie)

Mittags:
Mittagessen: nach Wahl (bewusst auswählen), bei Appetit langsamer Aufbau von tierischem Eiweiß; ideal in der Mittagszeit, da verträgt der Körper am meisten
10 Leber-Galle-Tropfen in Wasser
10 Lymphdiaral-Tropfen in Wasser

Zwischendurch:
Bewegungspraxis für 30 bis 60 Minuten
(freie Auswahl)

Abends:
Abendessen: Suppe

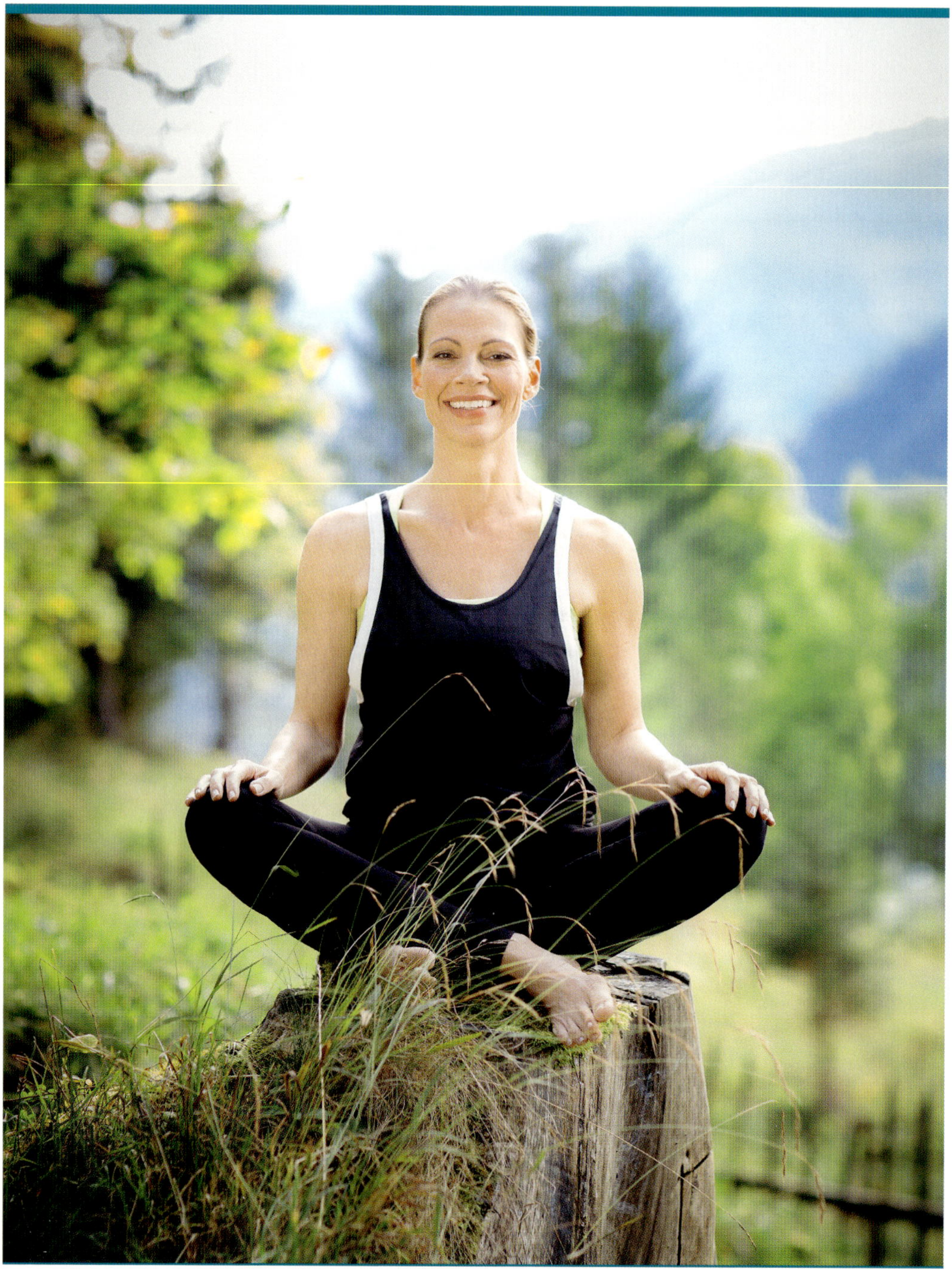

Stichwortverzeichnis

Das Symbol kennzeichnet im gesamten Buch Übungen und Methoden, die Sie auch außerhalb einer Detox-Kur leicht in Ihren Alltag integrieren können und die Ihr Wohlbefinden steigern.

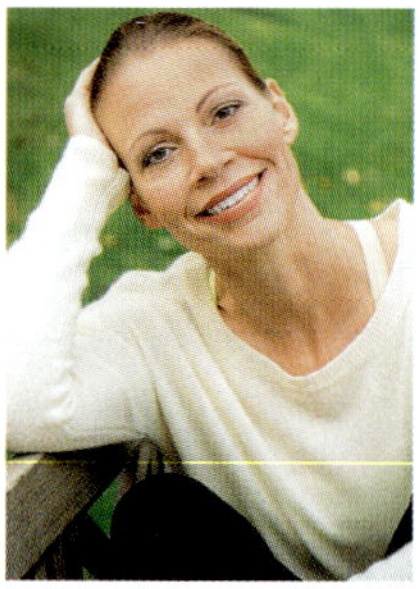

Über die Autorin

Innere Ausgeglichenheit durch bewusste, gesundheitlich orientierte Körperarbeit zu erreichen, das ist das Rezept von **Barbara Heiner**. Seit mehr als zehn Jahren begleitet sie als Pilates- und Bewegungspädagogin, Entspannungstherapeutin und Seminarleiterin in Bewegungsklassen und Seminaren Menschen auf diesem Weg. Methodische und didaktische Klarheit kennzeichnen ihren Unterricht, den zahlreiche Erfahrungen auf verschiedenen Gebieten prägen, die sich, wie sie selbst sagt, gegenseitig beeinflussen und hervorragend ergänzen.

Nach 15 Jahren in der Sozialarbeit, in der sie sich intensiv mit der Psyche des Menschen befasste, und ersten Trainerjahren im Bereich Motopädie und -therapie fand sie schließlich zur Pilatesmethode, ihrem Tor zur ganzheitlichen Bewegung, und ließ sich zur Pilatespädagogin ausbilden. Diplome im Bereich Entspannungstherapie, Wirbelsäulengymnastik, Autogenes Training und Progressive Muskelentspannung folgten. Bewusste Körperarbeit verbindet Barbara Heiner, die heute als Spezialistin auf diesem Gebiet sowohl mit Gruppen als auch mit Einzelpersonen aktiv ist, zudem mit der ganzheitlichen Lebensweisheit des Ayurveda, von dessen ausgleichender und heilender Kraft sie zutiefst überzeugt ist. Mehr Infos unter www.barbaraheiner.de

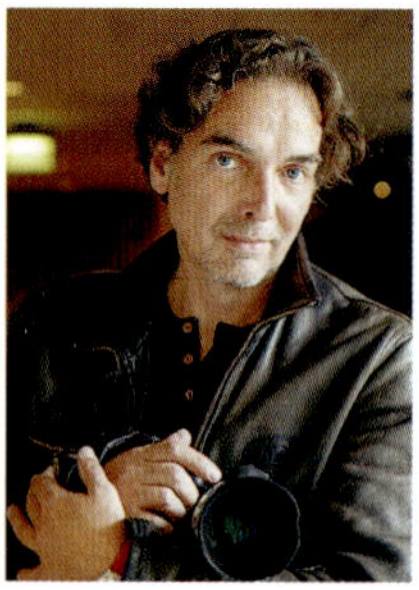

Über den Fotografen

Jens Schnabel entschied sich im Herbst 2011 ganz für die Fotografie, nach mehr als zehn Jahren Werbung – als fotografierender Grafiker, Reinzeichner, Art Director und Geschäftsführer eines Grafikstudios. Seine Spezialität ist die Available-Light-Fotografie, die Arbeit mit dem vorhandenen Licht. Auf additives Blitz- oder Kunstlicht verzichtet er zugunsten einer authentischen Atmosphäre, fotografiert bevorzugt mit weichem Tageslicht. Seine Themenfelder reichen von Reportage und Portrait über Architektur und Interior bis hin zu Food und Still Life. Oft begleitet er mit der Kamera Menschen, die ihren Traum leben, ihre Passion zum Beruf machen und sich und ihre Arbeit authentisch und emotional berührend zeigen möchten – für einen Internetauftritt, eine Broschüre oder ein Buchprojekt. Jens Schnabel lebt und arbeitet als freier Fotograf in München.

Bildnachweis

Alle Fotos: Jens Schnabel, außer S. 126 unten: Barbara Heiner
Make-up und Haare: Diana Zwarthoed, Make-up Artist
Foodstyling: Tanja Timme

Grafiken: Julvektoria – fotolia.com

Danksagung

Ein besonderer Dank geht an Katja Schüler für die textliche Unterstützung, an Jens Schnabel für die Fotos, an Diana Zwarthoed für das Styling, an Sarah Weiß für das Lektorat und an das Naturhotel Tannerhof für die Unterstützung beim Fotoshooting.

Wir danken den folgenden Firmen für die Bereitstellung von Kleidung für das Fotoshooting:

FLESSA MODEAGENTUR

Impressum

Bibliografische Information der Deutschen Nationalbibliothek

Die Deutsche Nationalbibliothek verzeichnet diese Publikation in der Deutschen Nationalbibliografie; detaillierte bibliografische Daten sind im Internet über http://dnb.d-nb.de abrufbar.

blv BLV Buchverlag GmbH & Co. KG
80797 München

Umschlagkonzeption: Kochan & Partner, München
Umschlagfotos: Jens Schnabel

Lektorat: Sarah Weiß
Herstellung: Hermann Maxant
Satz und Layout: Uhl + Massopust, Aalen

Gedruckt auf chlorfrei gebleichtem Papier

Printed in Germany
ISBN 978-3-8354-1337-5

Hinweis
Das vorliegende Buch wurde sorgfältig erarbeitet. Dennoch erfolgen alle Angaben ohne Gewähr. Weder Autorin noch Verlag können für eventuelle Nachteile oder Schäden, die aus den im Buch vorgestellten Informationen resultieren, eine Haftung übernehmen.